一生使える
鍼灸ノート

杉山 勲

源草社

序

　本書は鍼灸術の伝統を後世に残したいと考えてまとめたものである。それ故に決して筆者自身の創作によるものではない。

　現在の日本では「伝統鍼灸」という言葉が独り歩きをしている。いろいろな考え方が出てくるのは仕方が無いとしても、その本質が消えてしまったり、あるいは変質してしまったりすれば、それはもう「伝統」ではなくなる。いかなる時代を越えてもなお、変らぬ本質こそ真の伝統ではないかと思う。

　本書の内容は『素問』『霊枢』及び『難経』などの中から、50年以上の臨床追試に基づいて、現代の日本人の身体に適用できるような内容をまとめたものである。

　鍼灸界には様々な学説を唱える人も少なくないが、自らの名を高めたいという動機によると思われる説も少なくない。大切な事はその学説の拠り所を示してくれる事である。

　例えて言えば症状が現れている局所にばかり施術をしたり、あるいはすべて反対側にのみ治療を行なうといった極端な学説も見られる。

　また西洋医学の言葉を多用するのも良いが、鍼灸は自然を変

えようとするような医学ではない。むしろ自然の力を積極的に利用して本来の健康な生活を取り戻そうとする医学なのである。

真の伝統とは、時代の流れに迎合するようなものではない。時代の流れの中でもその本質を見失う事なく、守り続ける事にある。そう有ってこそ鍼灸師の地位や立場を高める道であり、鍼灸医学を確立するための道でもある。

自らの地位を高めたいと願うなら、技術者である事を自覚して、社会貢献に努めてこそ信用も増し、名も上がるのである。

そのために本書の内容がいささかでもお役に立つなら幸いである。

2022 年 2 月

杉山　勲

目　　次

各　論　159

勉強法の極意

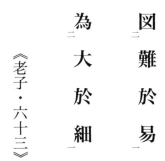

図難於易 一
為大於細 二
《老子・六十三》

〈読み方〉

難キコトハ易キニ図レ。

大ナルコトハ細ヨリ為セ。

解釈：どんなに難しい事でも、シンプルな形に直して考えると
　　　分り易くなるものである。
　　　また毎日こつこつ続ける事がやがて大きな成功へとつな
　　　がるものである。

鍼灸師よ本物を抱け

　筆者は 50 年以上に亘って古典の価値を追求し続けているが、二千年以上経ってもなおその知識と技術が現代・日本人の身体に立派に通用する事はまさに驚きである。

　鍼灸に限らず、古典の内容には何千年を経てもなお変る事のない人間性のエキスが流れているからである。

　世間には「○○の近代化」を唱える人物も少なくないが、人間が本来持っている価値を故意に、あるいはその内容を知らずに変質させる事は大きな損失である。

　昔から言われている「温故知新」とは人間本来の価値を失う事なく、現代人に合ったものに変えていくという意味である。

　鍼灸においても同様である。

　本来有るべき価値を知らずに、勝手な理論を組み立てたり、あるいは西洋医学っぽく見せようとするのは自己顕示欲に基づく「政治力」にすぎない。

　気は目に見えるものではないから、いくらでも他人をごまかす事ができる。

　二千年以上経ってもなお、変らぬものこそまさに本物である。

　せっかく鍼灸師になったのなら、目先の雑音に惑わされる事なく、本物を身に付けてほしいと願う次第である。

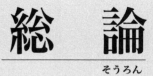

総　論

そうろん

用語の使い方について

　東洋医学ではいずれの分野においても「陰陽虚実」という言葉を頻繁に用いるが、漢方薬のそれと混同すると理解する事が難しくなるので、ここで鍼灸医学における陰陽虚実の意味について説明をしておく事にしよう。

　漢方医学における陰陽虚実の使い方には症状の捉え方など非常に漠然とした内容が含まれている。
　けれども鍼灸医学で用いる陰陽虚実という言葉の意味は明瞭で分り易い場合が多い。

　例えば漢方薬で陰虚症と言えば、「陽気が勝っている熱っぽい症状」という事になるが、鍼灸医学で言う「陰虚症」は「陰経のはたらきが弱っている」「体力が低下して、病気にかかり易くなっている」という意味になる。
　また陽実症というのは、「陽経が実になっている状態」で、そのために痛みや熱などの症状が起っている、という意味である。
　また「陽虚症」と言えば、漢方薬の方では「寒気の症状が勝って身体に冷えが入っている状態」という意味になるが、鍼灸

医学の方で陽虚症と言えば、衛気の力が足りなくて「陽経が弱っている状態」という意味になる。したがって陽虚症は、病の力が強いので病位が深い方へ移ってゆく（進行してゆく）という事を意味している。当然陽虚症になれば、器質的な病変もはじまって、内臓にも病変が及ぶという状態になる。

　このように鍼灸医学の陰陽虚実は、陰経と陽経のはたらきが強いか弱いかという意味である事を知っておいてほしいと思う。

　なお一部鍼灸師の中には、「漢方鍼灸」という言葉を好んで用いている人達も居るが、それは一種の「経絡治療」であって、漢方薬を意味するものではない。

　本書で「漢方」と言う時は、漢方薬だけを意味する場合に用いるので、間違えないでいただきたいと思う。

理論は内経・陰陽論
刺法はあくまで軽刺激

　種々の学説を唱える鍼灸師は少なくないが、鍼灸の治療体系は『素問』や『霊枢』それに『難経』などの原典に書かれている内容が最も確実である。

　それらの書物の内容に従って、陰陽論に徹すれば、必ず治療効果を発揮する事ができる。

　『難経・七十二難』には次のように書かれている。
　すなわち、
　「調気之方、必在陰陽」（調気ノ方ハ必ズ陰陽ニ在リ）と。

　但し、当時とは時代背景が異るので、現代人に対する刺鍼法はその刺激量を極々軽刺激にしなければならない。

治療の原則

軽症は四肢から

重症は躯幹穴で

予防・養生は四肢の陰経

「本治法と標治法」では治療はできない。
本治法というのは予防的な方法であって、
すべての症状に有効なものではない。

本治法の作用（目的）

（1）副交感神経刺激

（2）治療効果時間の維持・延長

（3）精神の安定

基本病型

（1）陰（経）虚症（内因・不内外因）

（2）陽（経）実症（外因）

（3）奇経病症

（4）陽（経）虚症

（5）陰（経）実症

鍼灸の治療対象として見る限り、
いかなる病状もこの5つの病型の
いずれかに含まれる。

虚実の鑑別

出ル者ヲ虚ト為ス。不出ル者ヲ実ト為ス。

言ウ者ヲ虚ト為ス。言ワザル者ヲ実ト為ス。

緩ナル者ヲ虚ト為ス。急ナル者ヲ実ト為ス。

濡ナル者ヲ虚ト為ス。牢ナル者ヲ実ト為ス。

痒キ者ヲ虚ト為ス。痛ム者ハ実ト為ス。

《難経・四十八難》

たとえ表面に現れていなくても、
実の症状の裏には必ず虚が在る。

陰（経）虚症とは？

　手足の六つの陰経のうち、いずれかの経脈の気の流れが不足している状態を言う。

　精神的なストレスや不摂生などが原因で起る。

　症状はごく軽く、精神的な落ち込みや肩こり、目の疲れ、耳鳴など、人により様々である。

　外見的にはほとんど無症状の事もある。

　いわゆる「不定愁訴」というのは陰経虚症の事である。遊びや気分転換により、解消する場合もある。

　陰経虚症は体力・抵抗力の低下を意味しているので、病気になり易い状態、あるいは病気の前段階という事ができる。

　治療法は手足の虚している経脈を探し出し、その五行などの中のいずれか１穴を補うと良い。

　経絡治療家の言う「本治法」とは、陰経虚症の治療法を過大に重要視した方法である。

陽（経）実症とは？

　痛みや熱を主症状とする病態を陽経実症と言う。一般的には器質的病変を有しない。

　陽経実症の原因は天候の急変や悪化など、主として外部環境の変化によって起る。陽経実症の始まりがいわゆる発病である。

　陽経実症の前提はまず前述の陰経虚症が有って、そこに外部環境の変化が加わり、その変化に耐えられずに陽経実症が起る。

　俗に言う「かぜひき」をはじめ、腰痛や炎症性の疾患のほとんどが陽経実症に含まれる。

　一般的には数日〜数週間で治るが、体力次第では陽経虚症に移行する場合も有り得る。

　治療法は実が入っている陽経を探して、その経脈の要穴に瀉法を行なうのが原則である。

奇経病症とは？

　症状だけを見て正経と奇経の病症を区別するのはかなり難しい。やはり経穴点の反応を確認して、それと分る場合が少なくない。

　奇経病症というのは陽経実症と陽経虚症との間に位置すると考えられる病態である。

　陽経実症が起るためには必ず陰経虚症が存在する事が前提となると前に述べたが、奇経病症はそれに加えて、先天の気が少し弱っているという条件が有る時に起る。

　一般的な陽経実症では衛気の力によって、一定の期間内に陽経に入っている外邪を排除する事ができる。すなわち、病状が治癒に向うのが普通である。ところが先天の気が弱いと外邪を排除する事ができない。そこで少しでも害を少なくするために、邪を奇経に入れて閉じ込めておくのである。

　先天の気が非常に弱いと陽経虚症になってゆくが、そこまでは弱くない時に奇経の病症となるのである。

　正経では表裏の経脈が絡脈によってつながっているので、全身の経脈は１本のリングのような形になっている。

けれども奇経にはその絡脈が無い。各奇経は1本の枝のような、あるいは鉄道の引き込み線のような状態になっている。そのため奇経の病症を治すためには独特の治療が必要になるのである。

八法交会八脈	
公孫二穴，父，通衛脈 内関二穴，母，通陰維脈	合於心、胸、胃
後渓二穴，夫，通督脈 申脈二穴，妻，通陽蹻脈	合於目内眦、頸項、耳、肩膊、 小腸、膀胱
臨泣二穴，男，通帯脈 外関二穴，女，通陽維脈	合於目鋭眦、耳後、頬、頸、肩
列缺二穴，主，通任脈 照海二穴，客，通陰蹻脈	合於肺系、咽喉、胸膈

《鍼灸大成》に紹介されている八穴

陽（経）虚症とは？

　陽経実症を治すだけの体力が無いと、長期化して陽経虚症となる。

　病が経脈の中だけに止（とど）まらず、進行して臓腑にまで及んでしまう病態である。したがって器質的病変の有る者は、すべて陽経虚症に属する。

　治療法は躯幹要穴への補法が最も良い。手足に補法を行なうと、返って生命力を散らす事になるのでそれは好ましくない。兪募穴への施灸も良い。

　癌や糖尿病の末期に見られる症状は典型的な陽虚症の症状であるが、たとえ器質的な変化はなくても、高齢者の多くは陽虚症として処置した方が良い場合も少なくない。

　なお、ヒトが死亡するのはこの陽虚症と、次の陰経実症からだけである。それでこの二つの病型を「逆症」と言うのである。

陰（経）実症とは？

　陽は実し易く、陰は虚し易いのが原則である。前の陽経虚症と陰経実症はその原則に反するので、どちらも逆症と言うのである。

　急激に起る組織破壊の病態を陰経実症と言う。脳卒中の発作や心筋梗塞、あるいは腸閉塞など、生命に危険が及ぶ場合も少なくない。

　鍼灸院を訪れる陰経実症としては、脊椎の圧迫骨折や慢性膵臓炎などがある。また急激に起る激しい眩暈も陰経実症になっている例が多い。

　治療法は証を確かめた上で、手足の陰経五行穴のいずれかに対し瀉法を行なう事と、それに対応する穴に補法を行なうのが良い。つまり、躯幹に正気を集めるような方法を行なうのである。

　なお陰経実症の患者に対しては、自信のない人は手を付けない方が良い。

陰（経）虚症の原因 及び
陽（経）実症の原因

陰（経）虚症の原因

A　内因（感情の乱れ・ストレス）

(1) 怒リハ肝ヲ傷ル。

(2) 喜ビハ心ヲ傷ル。

(3) 憂イ・思イハ脾ヲ傷ル。

(4) 悲シミハ肺ヲ傷ル。

(5) 恐レ・驚キハ腎ヲ傷ル。

B　不内外因（不摂生）

(1) 飲（飲み過ぎ）

(2) 食（食べ過ぎまたは欠食）

(3) 労（過労）

(4) 倦（睡眠不足）
けん

陽（経）実症の原因

C　外因（急激な天候の変化など）（外邪とも言う）

(1) 風 ＝ 上焦から入る。症状が変化し易い。

(2) 熱 ＝ 上焦から入る。

(3) 湿 ＝ 下焦から入る。

(4) 燥 ＝ 上焦から入る。

(5) 寒 ＝ 下焦から入り、痛みを表す。

　『三因極一病症方論』（宋・陳言）では上記の三種を上げているが、現代では中毒、虫害、アレルギー等、いくつかの要因を加えなければならない。

陰虚症の治療法

　多くの経絡治療家は「本治法」と称して親経と虚経の二経を補っているが、無駄な事はしなくて良い。

　本治法というのはまぎれもなく陰経虚症の治療を目的としているが、『難経・六十九難』の誤った解釈が、このような誤解を生んだと考えられる。

　陰経虚症の治療法は、最も虚している経を探し出して、その経の五行穴または郄穴などを1穴だけ補えば良い。

　五行穴のどこを補えば良いかというと、季節の脈状に従がって現在の季節と同じ脈を拍つように調整するのが基本だが、最近では生活環境の変化によって、郄穴を補う患者も増えている。

　季節脈とは次のような脈状の事である。

　　春は肝のはたらきが盛んになるので弦脈を帯びる。

　　夏は心のはたらきが盛んになるので鉤脈を帯びる。

　　土用には脾のはたらきが盛んになるので緩脈を帯びる。

　　秋には肺のはたらきが盛んになるので毛脈を帯びる。

　　冬には腎のはたらきが盛んになるので石（沈）脈を帯びる。

　これらの脈状を診て、現在の季節の脈になるように調整を行なうのが陰経虚症の治療法である。

　六十九難で言う「虚」とは正しくは「虚邪」と言い、過ぎてしまった（3ヶ月前の）季節の脈を拍っているという意味である。

　同じく「実」というのは3ヶ月後に来る次の季節の脈を拍っているという意味であり、正しくは「実邪」と言う。

　なお、現在の季節の脈を拍っていてもあまり体調の良くない人はこれを「正邪」または「正経自病」と言う。

　これを五行論でまとめると次のページのようになる。

本治法の原則		
「虚邪はその季節の母穴を補い、実邪はその季節の子穴を瀉す。」		
虚　邪 前の季節の脈	今の季節 健康または正邪	実　邪 次の季節の脈
石	春（弦）	鉤（洪）
弦	夏（鉤）	緩
鉤（洪）	土用（緩）	毛
緩	秋（毛）	石
毛	冬（石）	弦

弦　脈	➡	木　穴
鉤（洪）脈	➡	火　穴
緩　脈	➡	土　穴
毛　脈	➡	金　穴
石　脈	➡	水　穴

適応側について

　右と左のどちら側に本治法を行なうかという問題を「適応側」と言う。それぞれの経脈によって陰と陽（気と血）のバランスが異る場合に、すべて同じ側で良いという訳にもいかないし、また両側に同じ事をするのも無駄というものである。

　通常手の太陰肺経は気を主る関係で、男女とも右側の肺経を補う。
　また足の太陰脾経も水穀の気を主る関係で、男女とも右側を用いる。
　一方足の厥陰肝経は血を主るので、男女とも左側を用いる。
　足の少陰腎経のみ、男女の違いで適応側が異る。男性の腎経虚症は一般に左側が適応側になっており、女性の腎経虚症では右側が適応側になっている。
　また最近増加している手の厥陰心包経の虚症では、そのほとんどが右側の適応側となっている。
　いずれの証も稀に逆転している例も少なくない。

陽実症の治療法

　陽実症の治療には多くの方法がある。

　『霊枢・官鍼篇』には「九変に応ずる刺法」というのが書かれているが、その内容はすべて陽実症の治療法であり、その他にも各種の方法が紹介されている。

　それらの方法の中で、比較的容易で、効果も出易い方法に「遠道刺」という方法が有る。

　まず実の入っている陽経を探す。

　実が入っている陽経が分ったら、その経の末端、五行穴や原穴、絡穴、郄穴の中から適切な穴を選び、その穴に瀉法を行なうだけで良い。

　症状の有る部位とは離れた部位に刺鍼を行なうために「遠道刺」と言うのである。

　この他にも陽実症には種々の治療法が有るが、それらについては各論のところで触れる事にする。

陽虚症の治療法

　陽経虚症はかなり体力が低下している状態なので、内臓疾患を抱えている例も多く、九十歳を過ぎたような高齢者もたとえ病気はなくても、陽虚症になっている場合が有る。

　陽虚症の治療目的は、躯幹に生命力（正気）を集める事である。そのため、手足への施術は極力控えて、躯幹要穴にのみ補法を行なう事が望ましい。特に癌の患者などは、背部の兪穴にのみ灸を行なうといった方法にとどめるべきである。

　兪穴の選び方については、その人の陰経虚症に基づく兪穴を選ばなければならない。

　決して病の種類にとらわれてはいけない。

　肺虚症の人は肺兪を中心に治療し、腎虚症の人は腎兪、肝虚症の人は肝兪、といった具合に、陰虚症に基づいた取穴を行なうべきである。

　なお病症に対する取穴については、督脈の穴や第二側線、あるいは八髎穴などを応用すべきである。

陰実症の治療原則

　鍼灸院をよく訪れる陰実症としては、激しい眩暈や脊椎の圧迫骨折などが有る。それらの治療法について述べる。

　陰実症の治療のポイントは３つ有る。
　（1）手足陰経の本穴に瀉法を行なう。
　（2）対応する背部の兪穴に補法を行なう。
　（3）陽経の要穴には一切刺鍼しない。

　本穴とは五行的にその経脈と同じ性質のツボという意味である。肺経は経渠、腎経は陰谷、肝経は大敦、脾経は太白である。
　例えば、普段脾経虚症の人であれば、陰実症になっていたら太白の瀉法を行ない、左右どちらかの脾兪に補法を行なうのである。
　このような使い方は、躯幹に生命力（正気）を集約するという意味である。
　もしも患者が他の症状を訴えた場合でも、同時に陽経の治療をしてはならない。

治療の優先順位

　　　　浮脈は上焦の症状を表し、
　　　　沈脈は中焦・下焦の症状を表す。

　複数の症状が有る場合、
　まず脈の浮沈を診て、
　脈が浮いていたら上焦の症状の治療を優先して行ない、脈が沈んだら、中焦・下焦の症状の治療を行なう事ができる。
　脈の浮沈と治療の優先順位を間違えると、病気は治せない。
　もちろん脈がはじめから沈んでいたら、下焦の症状を治療する事ができる。

治療効果の確認

（1）呼吸が深く、大きくなる事。

（2）耳は冷たく、足部は温かくなる事。

（3）腹部の緊張が緩む事。

（4）脈診で胃の気が強くなる事。

（5）空腹感を訴える。

（6）目の前が明るくなったと言う。

（7）主訴が軽快する。

　治療の後には上記のような症状（変化）が見られる事が望ましい。

誤治の兆候

（1）足部が冷たく、耳が温かい。

（2）立毛筋の緊張（いわゆる鳥肌が立つ）。

（3）悪寒を訴える。

（4）身体がフラつく。

（5）悪心を訴える。

（6）主訴の悪化。

（7）別な症状の出現。

　治療の後に上記のような症状が見られたら、治療の内容を再検討しなければならない。

診断の要点

脈診の結果と他の診察法の結果とを照合して、
正確な病態把握を行なうべきである。

《素問・通評虚実論》
《難経・十三難》等

脈診法の要点

　去ル者ヲ陰ト為シ、至ル者ヲ陽ト為ス。

　これは胃の気脈診の感じ方を具体的に表現した『素問・陰陽別論』の言葉である。

予後判定について（順症と逆症）

　鍼灸医学の予後判定の方法としては、三通りの方法が有る。

A　陽は実し易く、陰は虚し易い。

　この法則に合っている病症は予後良好であり、これを「順症」
と言い、この法則に合っていない病症は予後不良であり「逆症」
と言う。

　　　　順症 ＝ 陽経実症
　　　　　　　　陰経虚症

　　　　逆症 ＝ 陽経虚症
　　　　　　　　陰経実症

　なお、この区別をしなくても、

　経脈のみの変動は予後良好、
　五臓の病変にまで及んだ者は予後不良、と言う事もできる。

40

B　五行的な相生・相剋で見る方法

（1）同気（比和）または相生の病症は予後良好（順症）

例えば、腎経虚症の腎炎は治癒し易いが、
　　　　脾経虚症の腎炎は治癒が難しい。

（2）経脈の虚と臓腑の病症が相剋的になっている者は予後不
　　　良

例えば、腎虚症の心臓病は予後不良。
　　　　肝虚症の人の肝炎も予後不良。
　　　　注：肝臓は東洋医学的には脾土の臓器である。

（3）病症伝変による予後判定

病症の経過観察において、相生的な伝変になっていれば予後
良好。
　相剋的な伝変になっていたら予後不良である。

例えば、心臓病　→　胃潰瘍

　　　　これは予後良好。

　　　心臓病　→　喘息

　　　　これは予後不良である。

C　三焦の高さによる予後判定

これは癌の転移などによく見られる。

例えば、子宮癌　→　直腸癌

　　　　（下焦同士であり、まだ救いは有る。）

　　　大腸癌　→　乳癌　→　肺癌

　　　　三焦がすべてやられているため助からない。

上焦　→　中焦　→　下焦と進む場合も予後不良である。

陰陽論の有用性

　「陰陽論なんて古臭くて、非科学的だ」と考える人は少なくないと思うが、そのように考えてしまうのは鍼灸医学の拒否に他ならない。

　確かに陰陽論は「非西洋的な論法」ではあるが、その根拠を理解できれば、これほど科学的な論法は他にない。

　問題は、数字を使わずに漢字を使用しているから、分りにくいだけである。

　先に「勉強法の極意」（p.9）の中で、「難キコトハ易キニ図レ」という老子の言葉を紹介したが、陰陽論こそ将に「難しい生命活動を易しく理解する」ためのパスワードであると同時に、漢字を使った立派なデジタル理論なのである。

　陰陽論の背景に有るのは、複雑な天体の動きである。

　1年12ヶ月のリズムは、言うまでもなく月と太陽のめぐりと一致するものであり、2年毎にくり返される大過と不及（いわゆる「えと」）のリズムは、火星の動きを見据えたものである。

　また木星の位置で毎年の十二支が決定され、北斗七星の向き

によって毎月の十二支が決められている。

　また水星の動き（88日周期）がいわゆる季節の土用の考え方を生じ、土星と木星の位置関係によって60年を一巡とする「六十干支」（または六十甲子）が決められている。

　それだけではない。

　19年に7回の閏月（うるう月）を設ける方法は、「サロス周期」と呼ばれる日食や月食のリズムとほぼ同じである。

　1サロスという周期は同じ場所で同じ形の月食や日食が見られる周期の事であり、6585日余りの間隔でそれがくり返されている。

　伊勢神宮などで行われる「式年遷宮」というしきたりも、このサロス周期が元になっている。

　もう一つ言うと、十二支と九星では3年に1度、土性の年が廻ってくるが、これはエンケ彗星という彗星の周期と一致するものである。

　このように複雑に変化する天体の動きと、それに呼応して変化する人体の生命活動を正しく捉える手段として、陰陽論が用いられるようになったのである。それを一言で表現する言葉が「人体は小宇宙」である。

生命体は陰陽の交りと
その調和により
成り立っている

　精神と肉体、経脈と臓腑、躯幹と四肢、そして自然と人間、そのどれをとっても、陰陽と無関係なものはない。

　病体はその調和を乱しているだけである。いわゆる科学的ではないかも知れないが、それは非西洋的なだけである。

　陰陽論は決して単なる二分法ではない。

　陰陽を５つに分け、12に分け60に分け、180に分けて、360を１つの単位とする考え方は、西洋の科学にも生かされている。円周を360°に分けるのも、東洋の１年の単位が元になっている。

　大切な事は陰と陽の比率の変化を常に知っておく事である。

　百パーセント陰はなく、百パーセント陽もない。

　ヒトの生命体も自然も陰陽の比率を変化させながら、順調な営みを続けている。

　その比率を見分ける事が何よりも大切なのである。

調気之方
必在陰陽

調　気　之　方

必　在₂陰　陽₁

（調気ノ方ハ必ズ陰陽ニ在リ。）

《難経・七十二難》

去ル者ヲ為レ陰

至ル者ヲ為レ陽ト

（去ル者ヲ陰ト為シ、至ル者ヲ陽ト為ス。）

《素問・陰陽別論》

※胃の気脈診の感じ方を具体的に表現した『素問』の言葉。

陰陽の特性

(1) 増・減

(2) 動・静

(3) 用・体 （無形と有形）

(4) 先・後

(5) 大過と不及

(6) 急・緩

(7) 陽は下り　陰は上る

(8) 陽は変化し易く　陰は変化しにくい

(9) 陽は実し易く　陰は虚し易い

(10) 順・逆 （順症は予後良好、逆症は予後不良）

五臓の中にも陰と陽

　五臓と経脈が陰と陽の関係に有るならば、臓と腑も陰陽の関係である。

　更に五臓の中にも陰陽の関係がある。

　『素問』では五臓同士の陰陽を次のように規定している。

<blockquote>
心は陽中の陽と為す。

肺は陽中の陰と為す。

肝は陰中の陽と為す。

腎は陰中の陰と為す。

脾は陰中の至陰と為す。

《素問・金匱真言論》
</blockquote>

　この中で注意すべき事が二点有る。

　それは肝と脾の陰陽関係である。

　まず「肝は中焦」と思っている人は多いが、それは間違いである。

「肝は陰中の陽」という事は、肝木の臓が下焦に有って、腎水の臓との間で陰陽の関係を為しているという事である。

つまり下焦の中でも、腎水は陰で肝木は陽の関係になっているからである。それは肝木の臓が西洋医学の肝臓ではなく、性腺や副腎などから分泌されるホルモンの作用が肝木の臓の機能と一致しているからである。

次に「脾は陰中の至陰」となっているのは、脾土の臓が食物を受け入れて、その栄養分を栄気（血）と衛気に変える作用を持っているためである。

食物は地中の陰気を吸って成長したものであり、その食物の陰気を処理する作用を持っている事から、「脾は陰中の至陰」と言ったのである。

症状を陰と陽に分ける。

A　陽症の特徴
　器質的な病変を認めない。
　症状が変化し易い。
　症状は激しくとも、予後は良好である。

B　陰症の特徴
　器質的な病変を有する。

症状が変化しにくく、部位が一定である。

おおむね予後は不良である。

症状は比較的緩やかである。

注：古典では

正気の強い者、予後良好の者を陽と言い、

邪気の強い者や、予後の不良な者を陰と言っている。

陰陽区分	
陽	陰
午　　前	午　　後
春・夏	秋・冬
日（太陽）	月（太陰）
東・南	西・北
明	暗
熱	寒
進　　行	退　　行
増　　加	減　　少
未　　来	過　　去
原　　因	結　　果
先（大過）	後（不及）
用（作用）	体（物質）
機　　能	形　　体
柔　　軟	強　　硬
膨　　脹	収　　縮
発　　散	凝　　縮
恋　　愛	結　　婚
活　　動	沈　　滞

陽病ハ陰ヲ治シ、

陰病ハ陽ヲ治ス。

《素問・陰陽応象大論》

兪穴と募穴　……　陰病は陽に取り、陽病は陰に取る。

陽　病（募穴）	陰　病（兪穴）
昼間苦しむ病気	夜分に苦しむ病気
症状が移動し易い	症状が移動しない
機能的疾患（気）	器質的疾患（血）
四肢の病	躯幹の病
浅い病気	深い病気
悪熱がある	悪寒がある

　臓病（腑病も）の初期は胸部・腹部から治療を行ない、進行した者は背部の穴を用いる。

気と血について

　鍼灸医学では生命体の生理機能を説明するのに、気・血という言葉を用いる。

　気は形の無いもので陽に属する。

　血は五臓六腑・皮膚・筋・骨、形の有る物をすべて含んでいる。形の有る物は陰に属する。

　気は機能・作用・変化・免疫力、そして生命活動に必要な流れなど広い意味を持っている。これらの姿を総称して「衛気」とも言う。

　一方血は補給や修復など生命体の物質的な支援を行なっているので、これを「いとなみ」という意味で「栄血」とも言う。

　これを症状として見ると、痛みは気の変化になるが、発赤や腫脹が現れると血の変化に及んだという解釈ができる。

　一般的に言って、気の変化は先に現れ、血の変化は後から現れるのが陰陽の性質である。

　このような生命活動を『難経』の記載に従ってまとめると、次のページのような内容になる。

生命の守り		
十二経脈	陰経 …………	栄気（補給・修復）
	陽経 …………	衛気（邪の排除）
奇経八脈 ………………		邪を閉じ込める
十五経 ………………		応援・逃げ道
相　火 ………………		最後の砦

　『難経』二十五難〜三十難までの内容を要約すると、上の図の
ようになる。

　なお、陰経の所で「栄血」と言わずに「栄気」と言っている
が、これは経脈そのものが気の流れであり、「作用」とか「はた
らき」を意味するものであるために「栄気」と言ったのである。

是動（病）と所生病

　古典には「是動(病)と所生病」という区別が書かれている。『霊枢』の説明ではその違いがよく分らないが、広岡蘇仙は『難経鉄鑑』の中で次のように説明している。

　「是動（病）は気の病であるから、木の葉が風に吹かれてこすれ合うような程度であるが、所生病というのは木の葉が虫に喰い荒らされて枯れてしまうようなものである」と。

　つまり是動というのは気の変動による症状であるから、器質的病変は伴っていないけれども、所生病というのは血の病変であるために、形の変化、すなわち器質的な病変を伴う病である、というのがその意味するところである。そのため『難経』では、是動には「病」の字を付けていないのである。
　広岡蘇仙の説明は極めて明瞭である。すなわち是動は機能的な疾患（気の病）で、所生病は器質的な疾患（血の病）である事がよく理解できるのである。

経病と臓病

　これは「是動病と所生病」の現代版と言って良い。

　十二経脈の変動だけであるなら器質的な病変はどこにもない。このように症状のみが有って器質的な病変が認められない者を「経病」と言う。

　経病は気の変動であるから治療は刺鍼法だけで良い。

　これに対して、何らかの器質的病変が認められる疾患を「臓病」と言う。

　臓病は内臓の病気とは限らない。たとえ皮膚にできていても、器質的病変が有れば、それは臓病となる。

　ここで注意しなければならない事は、皮膚湿疹は皮毛（肺）の病気ではないという事である。

　皮膚湿疹は心包の臓病である。勿論皮膚癌も心包の臓病である。

　臓病の治療法は施灸を応用して治療法を組み立てると良い。

十二経脈の気血

多気多血：手の陽明大腸経
　　　　　足の陽明胃経

多血少気：手の少陰心経
　　　　　手の太陽小腸経
　　　　　足の太陽膀胱経
　　　　　足の少陰腎経
　　　　　手の厥陰心包経
　　　　　手の少陽三焦経
　　　　　足の厥陰肝経

多気少血：手の太陰肺経
　　　　　足の太陰脾経
　　　　　足の少陽胆経

《鍼灸聚英》

肺経の病症（肺の経病）
肺臓の病症（肺の臓病）

肺経の病症（肺の経病）

顔色白っぽく、呼吸は浅い。

食欲は普段から少ない方である。

気管支炎を起し易い。寒さに弱い。

冷たい物を食べると下痢をし易い。

便秘をする事はほとんどない。

考え方は悲観的になり易い。

臭覚の消失は肺の経病となる。

泣くが如き声を発する。

右上肢のしびれ、レイノー病。

肺臓の病症（肺の臓病）

肺炎、肺癌、肺結核、肺気腫、肺水腫、気胸、肺膿瘍等。

西洋医学的な病名の付く者はすべて肺の臓病となる。

胸膜炎も肺の臓病と言える。

大腸経の病症（大腸の経病）
大腸の腑病

大腸経の病症（大腸の経病）

腕関節痛（握力がない、包丁が使えない）。

肩関節痛（前方挙上により痛む）。

歯痛、鼻汁が多い、鼻塞、鼻炎。

目の痛み（視力の低下を伴わない）。

大腸の腑病

腹鳴・下痢（粘液便）。

　大腸は金性の腑であり、白っぽいものを含む下痢となる。これを大腸泄と言う。

胃経の病症（胃の経病）
胃の腑病

胃経の病症（胃の経病）

頭痛（顔色赤く、悪心を伴う）。
目の痛み、歯痛、顔面麻痺、耳の閉塞感、
胃痛、胃部停滞感、腹痛、大腿前側痛、
膝関節痛、下肢痛（立ち上がる時に痛む）、
腰痛（立ち上がる時に痛む）、
歩行中の不安定（フラつき）、下肢のしびれ、
腓腹筋痙攣は胃経に入った湿邪のためである。

胃の腑病

不消化便を下す下痢は胃の腑病である。
これを胃泄と言う。
悪心、嘔吐も胃の腑病となる。
軽い胃炎も腑病として扱って良い。

60

脾経の病症（脾の経病）
脾臓の病症（脾の臓病）

脾経の病症（脾の経病）

食欲不振、全身倦怠、吃逆、噯気。
味覚の鈍麻、消失。甘い物を好む傾向。
下痢をし易い。下腿部がむくみ易い。
顔色は黄色っぽい、まぶたが重い。
関節痛を訴える事が多い。乳腺症。
食欲は比較的多い。
腹満、排便の回数が少なくてもさほど苦痛がない。
咳やくしゃみによる遺尿。

脾臓の病症（脾の臓病）

食道癌、胃癌、胃・十二指腸潰瘍、
肝炎、肝臓癌、胆道癌、膵臓癌、
関節リウマチ、肝硬変、腸閉塞。
乳腺炎、乳癌、甲状腺癌、
バセドー氏病、クッシング、橋本病。

心経の病症（心の経病）
心臓の病症（心の臓病）

心経の病症（心の経病）

左上肢のしびれ、舌のもつれ、胸部痛、
多汗、息切れ、胸内苦悶、
不整脈（発作性の場合は臓病となる）。

心臓の病症（心の臓病）

チアノーゼ、意識混濁、失神、
心筋梗塞、狭心症、心房細動、
心臓弁膜症。

小腸経の病症（小腸の経病）
小腸の腑病

小腸経の病症（小腸の経病）

後方伸展による肩関節の痛み、
急性頸筋痛、
寒さが沁みるような上腕部の痛み。

小腸の腑病

血便を混じえる下痢（小腸泄）、
小腸は火性の腑であり、赤い色の便、
すなわち出血を伴う事で小腸の腑病となる。

膀胱経の病症（膀胱の経病）膀胱の腑病

膀胱経の病症（膀胱の経病）

頭痛、悪寒、発熱（夕方になると体温が上がる）、
項の強（こわばり）、背部痛、腰痛、
下肢後側の痛み（座骨神経痛等）、
一般的な傾向として、午後になると辛くなるのは膀胱経の症状である。

膀胱の腑病

排尿痛、残尿感、排尿後の不快感等。
なお、血尿や膀胱癌は腎の臓病となる。

腎経の病症（腎の経病）
腎臓の病症（腎の臓病）

腎経の病症（腎の経病）

逆気、腹張、腰痛を起し易い。

尿意頻数、尿道炎、便秘し易い。

下肢の不安定（深部感覚の低下）、

湯中（ゆあた）りし易い（長い時間入浴するとのぼせてしまう）。

「飢えて食を欲せず」（食欲は有るが、実際には量を多くは食べられない。）

聴力の低下（話の内容が聞き取りにくい）。

腎臓の病症（腎の臓病）

腎臓癌、膀胱癌、腎炎、ネフローゼ、中耳炎、カリエス、

椎間板ヘルニア、腰椎辷（すべ）り症、骨髄炎、骨膜炎、

大腸癌、直腸癌、尿管結石、

脊椎の圧迫骨折。

心包経の病症（心包の経病）
心包の臓症

心包経の病症（心包の経病）

音や光、臭気に対する過敏、
妊娠悪阻、精神的に動揺し易い。
異常な疲労感、重圧感等。
手掌や足底部の多汗、冷汗。

心包の臓症

パニック障害、企図振戦・静止時振戦、
アトピー性皮膚炎、日光疹、寒冷蕁麻疹、
各種のアレルギー、皮膚の瘙痒感。

三焦経の病症（三焦の経病）
三焦の腑病

三焦経の病症（三焦の経病）

腕関節・肘関節痛（回内・回外時の痛み）、
肩関節痛（外転時）、側頸部痛、
拇指球のこり、手のしびれ。

三焦の腑病

尿閉（実）、多尿・頻尿（虚）、
すべての内臓疾患において、上焦 → 中焦 → 下焦、
または下焦 → 中焦 → 上焦と伝変するのは、三焦の絶となる
（死亡する）。

胆経の病症（胆の経病）
胆の腑症

胆経の病症（胆の経病）

偏頭痛、肋間神経痛、偏側性背部痛、
腰痛（寝返りができない）、下肢外側痛、
股関節痛、足関節の痛み、
上記各部位のしびれや浮腫を含む。

胆の腑症

逆流性食道炎、胆石、
股関節脱臼、足関節捻挫。

肝経の病症（肝の経病）
肝臓の病症（肝の臓病）

肝経の病症（肝の経病）

顔色青っぽく、怒り易い。頭重、
目が疲れ易い。行動は機敏である。
食欲は比較的有る。胸脇苦満も有る。
尿量は比較的少なく、淋瀝が有る。
爪があまり丈夫でない。便秘し易い。
近視、遠視（乱視は腎虚に多い）。

肝臓の病症（肝の臓病）

決して西洋医学的な肝臓ではない。
あくまで東洋医学的な肝木の臓である。

前立腺肥大または癌、睾丸炎、子宮癌または筋腫、子宮外妊娠、
卵巣嚢腫または卵巣癌、
緑内障、白内障、網膜色素変性症。

鍼は気を治し
灸は血を治す

　各種の使い分けの中でも、鍼と灸の使い分けを知っておく事は、より有効な治療を行なうという意味で、特に重要である。

　　気の変化は機能的な変調を意味する。
　　血の変化は器質的な病変を意味している。
　　古典では気の変調を「是動（病）」と言い、
　　血の変動を「所生病」と呼んでいる。

　具体的に言うと、痛みを治すのは鍼の方が得意だが、内臓疾患などの検査値を良くするのは、どちらかと言えば灸の方が適している。
　なお、「是動（病）」と（　）を入れたのは、気の変調だけなら「病」と言うほどではないという意味であり、『難経』では「是動」とだけ言って、病の字を使っていないからである。

右は気を治し
左は血を治す

　十二経脈には左右に同名の穴が有るが、実はその作用が異る。

　例えば八髎穴を用いる場合、右は頻尿や軽い遺尿などに用いる。

　それに対して左の八髎穴は子宮筋腫や同内膜症、あるいは卵巣嚢腫などに灸点として用いる。

　つまり腫瘍や炎症など形に変化の有る疾患の症状に対しては左の穴を用いると良いが、機能の亢進や知覚の異常などの症状には、右側の穴を用いる方が良いという訳である。

　左は陽で陰の血を治すのに適しているが、右は陰で陽の気を治すのに適していると言えるのである。

鍼と灸の使い分け

　一般の人は鍼の作用も灸の作用も同じものと考えている例が少なくない。また鍼灸師の間でも明瞭に区別して使っている例は意外に少ない。

　対象とする経穴点は同じでも、実は鍼と灸の作用機転は本質的に異る。

　言うまでもなく鍼は金属による圧迫または刺入刺激であるが、灸は点状の温熱刺激によるものである。

　そこでここではその作用の違いについて考えてみたいと思う。

1.　鍼と灸の相違点

　まずここで鍼と灸の相違点について大きなテーマを二つ出しておく。

　　A　灸は補に適し、鍼は瀉に適する。
　　B　鍼は気に作用し、灸は血に作用する。

　この二つのテーマを見ただけでも、鍼灸師であれば、その使い分けの見当が付くのではないかと思う。それぞれのテーマに

ついて詳しく説明をしていく事にする。

2. 灸は補に適し、鍼は瀉に適する

　鍼灸の手法はいかなる方法であれ、補法か瀉法のいずれかの作用としてはたらく事になる。

　言うまでもなく灸は温熱刺激であり、身体を温める事により、そこに気または血を集める効果が大きい。漢方にも「温補」という言葉が有るように、身体を温める事は生命力の活性化という意味で大きな手助けとなる。したがって衰えた体力を回復するために、灸の作用は欠かす事のできない重要な手段となるのである。

　それに対して鍼は金属による刺激であり、生命体にとっては警戒すべきものとなる。けれどもその警戒すべき刺激を極々微細な刺激として体表に加える事により、外来刺激に対する身体の抵抗力を呼び覚ます事になり、その抵抗力が病の回復力として作用するのである。それだけに、鍼の刺激は過大にならぬよう、また正確な経穴点を捉えて施術を行なう事が必要である。

　以上のような理由から、鍼は痛みを取る等、集まり過ぎた気（実）を散らして、苦痛を軽快させる治療法に適している。

　要するに鍼と灸はその作用機転が異るので、まったく同じ目的で使う事はできないのである。

3. 鍼は気に作用し、灸は血に作用し易い

　古典の中でこのような書き方をしている所は無いのだが、臨床経験から言うと、明らかな違いが見られるのである。

　すなわち刺鍼には即効性が有り、治療を行なったその場で症状が消える事も珍しくない。即効性が有るという事は気の変動に作用している何よりの証拠である。

　一方灸の治療ではこのような即効性が見られる事がまったく無い訳ではないが、むしろそれは少ない。それよりもある程度進行した内臓疾患に対して、治療回数を重ねる毎に、明らかに症状が改善していくという事はよく有る。

　前節でも述べたように、灸が補法に適するという事は、ある程度進行した疾患に対しても、その回復力を高めて、症状を軽快させるための手段として適していると言う事ができる。それ故に灸の治療においては、治療効果の客観的な評価を行なうため、西洋医学的な検査値を参考にする必要が有る。それによって施灸の効果を客観的に知る事ができるからである。

　言うまでもなく進行した病症、または衰弱した病症とは、血の病変を意味している。

　このような鍼と灸の各々の特性を知った上で、より適切に、より有効に使い分けるべきなのである。

　これまでに灸の参考書は非常に多くの書物が出版されているが、いずれも経穴名や病症の羅列が中心で、体系的にまとめら

れているものは非常に少ない。

　本項では「鍼と灸の使い分け」というテーマで述べてきたが、「気の変調と血の変動」という分け方をしてみると、適応症の選択も比較的容易に行なえるようになるのではないかと思う。

　まずは現れている症状を分析して、気血のいずれの変動が多いのかを見極める事ができれば、治療法の選択もより適切に行なえるようになるのではないかと思う。

虚実の診分けと
補瀉の使い分け

1. 鍼灸術の原理

　健康体は比較的均整のとれた状態になっているが、健康に問題の有る身体はいろいろな意味でバランスの悪い状態になっている。

　例えば左右の同じ部位を比較して温かさが違うとか、あるいは硬さが違うとか、高さが違う、皮膚の色艶が違うなどの変化が見られたら、その人には何らかの症状が有るはずである。

　そのような身体の不均衡を観察して、それを整える事ができたら、その人は健康を取り戻す事ができる。その整え方を具体的に表現した言葉が「虚実と補瀉」である。

　生命力、あるいは生活力が低下した状態を虚と言う。また生命活動が亢進し過ぎた状態を実と言う。

　虚実には局所同士を比較した虚実と、全身状態を表現した虚実とが有る。

2. 全身の虚実

　食欲が無く、意欲も低下して元気が無くなった状態を虚と言う。勿論、虚の状態になったら病気に対する抵抗力も低下する。

これに対して激しい苦痛の有る状態を実と言う。

この虚実を更に陰経と陽経でそれぞれ区別するとおおよその治療方針が決められる。

すなわち　（1）**陰経虚症**

　　　　　（2）**陽経実症**

　　　　　（3）**陽経虚症**

　　　　　（4）**陰経実症**

の四つである。

各々の詳しい治療法については後で述べる。

3．局所的な虚実

苦痛が強い所は比較的目立ち易いが、実の裏には必ず何らかの虚が有る。

実と虚とは同時に存在するものである。

ある所に痛みが有れば、別の所には冷えやしびれ等の症状が有る。だから実を瀉すだけでは症状が再発し易い。それ故に補法が必要になるのである。

〈参考〉

病之虚実者

出_{いず}ル者ヲ為レ虚ト。

入_いル者ヲ為レ実ト。

《難経・四十八難》

夫_{それ}実スル者ハ気入ル也。

為スル者ハ気出_{いず}ル也。

《素問・刺志論篇第五十三》

陰経と陽経の使い分け

　鍼灸界にはいろいろな考え方や方式と称する流派が存在する。初心者にとってはどれに付いていったら良いのか、迷うに違いない。

　いろいろな流派に分れるのは技量の違いや経験の違いによるものである。

　そのような状況の中で自分に何ができるのか、あるいは何を為すべきかを考えると、やはり長年の経験からでき上がった集大成、すなわち古典の内容から学ぶのが最も確実な方法と言えよう。すなわち病体を陰陽論で解釈してその調整を行なうのが最も効果的な方法である。

　そこでまず生命活動をどのように解釈すれば良いのかという問題から説明する。

1. 陰陽論的生理学

　生命体がその活動を続けるためには２つの要素が必要である。すなわち活動の元となるエネルギーを摂取する事と、それを燃焼するという２つの課程である。

　エネルギー（気）を取り入れるのは陰であり、それを燃焼させ

るのは陽である。

　陰の作用は全身的に摂取だが、各組織のレベルでは補給という意味になる。そのような作用を「営み」という意味で栄血と言う。

　一方エネルギーを燃焼するのは、衛気（えき）の作用と考える。衛気は外界からの有害な刺激から身体を守る免疫力の作用を有する。

　陰は形となる。形有るものの変化はすべて「血の変化」と表現する。

　陽は形にならない。そこで形にならないものの変化は「気の変動」と言う。

　生命体は気の作用を有する血（けつ）の集まりである。これを「体用一元」と言う。

　その栄血の作用を助けるのが陰経に対する治療（刺鍼または灸）であり、衛気の作用を助けるのが陽経に対する治療である。

　陽は増加する性質を持つ。したがって陽経は実になり易い。

　それに対して陰は減少する性質が有る。したがって陰経は虚し易い。

　この事から陽経の実と陰経の虚の二つを「順症」と言う。順症は治り易いという意味である。実際には陽実よりも陰虚の方が先に起る。

　ところが現実はすべて理屈通り行くとは限らない。陽が虚したり、陰が実になる事も有り得る。そのような状態を「逆症」と言う。逆症は治りにくい。

なお『難経・三十難』には「栄は脈中を行き、衛は脈外を行く」と書かれている。

2. 陽経が実になったら？

陽経の実は痛み、または発熱として見られる。一般的に言う発病は陽経実症の始まりの事である。

陽経実症は、苦痛は強いが数日または数週間以内に治る例が多い。

陽実症の直接の原因は天候の急変などによって起る場合が多い。これを外因または外邪とも言う。

但し、陽経実は天候の変化で必ず起るというものではない。同じ条件でも起る人と起らない人が居るのはなぜかと言うと、そこには陰経の虚が有るから陽経の実が起り易くなるのである。つまり、陰経の虚というのは「免疫力が弱っている」という意味なのである。

3. 陰経が虚になると？

陰経の虚は陽実に比べて分りにくい。ほとんど無症状に近い場合も有る。

何となく気分が落ち込んだり、意欲が無くなったりする状態で、気分転換により解消する場合も有る。

軽い肩こりや目がうっとうしいとか、誤って口唇を噛んだり、あるいは不注意が原因でけがをしたりするのは陰経の虚による

症状である。

　陽経の所でも書いたように、陰経が虚になると免疫力が低下する。したがって感冒やその他の感染症にかかり易くなる。

　陰経の虚を「未病」と呼ぶ考え方も有る。

　経絡治療家は陰経の虚を最も重要視して「本治法」と言っているのである。

4. 苦痛は陽経、体調不良は陰経で

　初心者の場合、このように考えておくとよい。

　激しい痛みや炎症などが有る場合は、陽経の中から瀉法を行なうツボを探すと良い。その際、圧痛点を探してそこに刺鍼を行なうのも一つの方法である。

　圧痛点とは左右の同じ所を押してみて、明らかに差のある所を圧痛点と言う。もしも左右が同じように痛む所が有る場合は治療に使う事はできない。

　なお、症状の有る局所にだけ刺鍼をするのは最も素人っぽい鍼灸師である。

　目の前の症状と経脈との関係をよく考えて刺鍼点を選ぶのが秀れた鍼灸師である。

　特に陰経の治療はほとんど無症状であったり、見えにくい症状である事も多いので、顔色を見たり、脈を診たりして選穴しなければならない。それ故に陰経の治療ばかりを教える勉強会も少なくないのである。

　この後、折に触れて十二経脈の症状について考えていきたいと思う。

5. 陽経が虚になったら？

　前に述べたのは主に手足の要穴に刺鍼を行なう場合である。

　陽経の実が治らずに慢性化すると、進行して器質的な病変が現れたり、内臓疾患にまで至る場合も有る。そのような状態になったら、躯幹の穴を用いて補法を続ける必要が有る。それについては詳しく後述する事にする。

6. 奇経病症って何？

　よく言われる奇経の病症について少し説明をしておこう。

　正経と奇経はどのように違うのかと言うと、十二正経というのは各々、表裏の経脈同士を結ぶ絡脈によって連絡し合って全身を一本のリング状の流れとして形作られている。ところが奇経の流れは正経のバイパスにはなっていないのである。例えて言えば、鉄道の引き込み線のように、一方は正経のどこかとつながっているが、もう一方はどこにもつながっていないのである。それ故に、一度奇経に邪気が入ると仲々出ていかない事になる。そのような仲々出ていかない邪気を外に出すために行なうのが奇経治療である。

　なぜ奇経に邪気が入るのかと言うと、一般的には先天の気が弱いためと考えらているが、これは衛気（えき）の力が弱いためと考え

るべきである。その理由は、もしも先天の気が弱い場合は、病が進行して邪気が奥へ奥へと入っていく、すなわち陽虚症になっていくはずだからである。

奇経に入るという事は、先天の気は一応しっかりしている、しかし衛気の力が充分でないために追い出す事ができずに、とりあえず奇経に邪を閉じ込める形になるのではないかと考えられるのである。

そんな訳で奇経に邪が入ってしまうという事は、陽経での戦いには敗れたが、予備役(よびえき)の兵の力によって何とか踏み止まっている形のようなものである。

要するに奇経の病症というのは、四段階有る抵抗力のうちの二段階目という事になるのである。

ここでは陰実症については述べなかったが、陰実症は危険を伴う病症なので、初心者は手を付けない方が良い。

陰実症は組織破壊に至る危険な状態を言う。例えば脳卒中、心筋梗塞の発作など、生命の危険を伴う疾患も多いので、それと分ったら病院を紹介すべき例が多い。それ故に、初心者はそれと分ったら手を付けるべきではないのである。

日常よく見られる肩こり、腰痛やその他の症状の多くは、「陰経は補うべきであり、陽経は瀉すべきである」と考えておいた方が良い。

なお、重症になった陽虚症に対しては、四肢の穴を使わずに

背部兪穴などに施灸による補法を中心とする治療方針を組み立
てるべきなのである。

陰経五行穴の使い分け

　四肢の末端には「五要穴」と呼ばれる経穴が並んでいる。

　五要穴はまた「五行穴」とも呼ばれる。ところが、五行穴と言う場合は、陰経と陽経とではその配当が二つずつずれている。それが初心者にとっては理解の妨げにもなっている。

　そこで本項と次項とに分けて、五行穴の使い分けについて考えていく事にする。

1. 五要穴について

　五行を考える前に、まず五要穴の意味について知っておく必要が有る。

　五要穴とは、井　榮　輸　経　合　の五つを言う。その性質は『霊枢・本輸篇』及び『難経・六十八難』に次のように書かれている。

　すなわち　出ル所ヲ井ト為ス。

　　　　　　流レル所ヲ榮ト為ス。

　　　　　　注グ所ヲ輸ト為ス。

　　　　　　行ル所ヲ経ト為ス。

　　　　　　入ル所ヲ合ト為ス。

となっている。

　これについてはまず出ル所と入ル所についてから説明をした方が分り易いと思う。

2.　出ル所ヲ井ト為ス

　井穴は多くは爪の生え際に存在している。

　腎経の湧泉穴と肝経の大敦穴のみが爪の生え際からは少し離れた所に有る。

　陰経の井穴は木穴を兼ねている。

　『難経・六十八難』では「心下満ヲ主ル」と書かれている。

　心下満とは、左右の季肋部の緊張が強くて、肋骨の下に指が入らないという他覚的な所見で知る事ができる。肝の臓が疲れている時に、このような症状が見られる。自覚的には食後に軽い悪心のような症状を起す。脈状は弦脈を持つ事が多い。

　陰経の井穴を補う事により、このような症状が改善されるのである。

3.　流レル所ヲ榮ト為ス

　榮穴は各指の基節関節附近に在る。

　陰経の榮穴は火穴を兼ねている。そのために適応する症状は「身熱スルヲ主ル」となっている。身熱スルという症状は単なる発熱ばかりでなく、熱感だけの場合も多い。

　脈状が洪脈や鉤脈を搏つ時にこのような症状が見られる。

4. 注グ所ヲ輸ト為ス

輸穴は腕関節または足関節附近に有って、陰経は土穴及び原穴を兼ねている。

『難経・六十八難』には「注グ所ヲ輸ト為ス。体重 (ク) 筋痛 (ム) ヲ主ル」と書かれている。

全身倦怠や各関節痛などの治療を行なうのに都合が良い、という意味である。

輸穴が適応穴となっている場合の脈状は緩脈や大脈を持つ時に使う穴である。

5. 行ル（ゆく）所ヲ経ト為ス

経穴は陰経では金穴を兼ねている。

『難経・六十八難』には「行ル所ヲ経ト為ス。喘咳寒熱ヲ主ル」と書かれている。

喘咳とは呼吸器症状を治すのに良く、また寒熱とは冷えによる症状で、熱が出たり下がったりという症状にも良い。

脈状は濇脈を持っている時に経金穴を補うと良いのである。多くは皮膚が燥いてカサカサしている時にこのような症状が見られる。

6. 入ル所ヲ合ト為ス

合穴はそのほとんどが膝または肘の関節附近に有る。

井穴の「出ル所」に対して、「入ル所」とは最も肌肉が厚くて、

内臓に近い所であり、脈が沈んでいる時に合水穴を補うと良いのである。

適応症状は「逆気シテ泄スルヲ主ル」となっている。顔がほてって足が冷える時に、合水穴を補うと良い。

また「泄スル」とは頻尿や遺尿を指している。

陰経の五行穴は五臓の機能を調整するのに都合が良い。

東洋医学には「旺気」という考え方が有り、季節毎に旺気する臓器が決っている。

すなわち　春は肝が旺気し、弦脈を帯びる。

夏は心が旺気し、鉤（洪）脈を帯びる。

土用には脾が旺気し、緩脈を帯びる。

秋は肺が旺気し、毛（濇）脈を帯びる。

冬は腎が旺気し、石（沈）脈を帯びる。

このように各季節毎に盛んにはたらく臓器が決まっているので、脈状（弦　鉤　緩　毛　石）を診るとはたらきの盛んな臓器が分る。

その脈状がもしも本来の季節とずれていた場合には、盛んにはたらく臓器が疲れているという事を意味する。そのような場合に、陰経の五行穴を補う事により、疲れた臓器を助ける事ができるのである。

最後にこの関係を次頁の表にまとめる。

五臓	五季	脈状	主な症状
肝（木）	春	弦	心下満（胸脇苦満）
心（火）	夏	鉤（洪）	身熱す
脾（土）	土用	緩	体重節痛
肺（金）	秋	毛（濇）	喘咳寒熱
腎（水）	冬	石（沈）	逆気して泄す

注：（　）内の脈状は病的な脈状を意味する。

陰経の五行穴					
	井　木	栄　火	兪　土	経　金	合　水
肝　経	大敦	行間	太衝	中封	曲泉
心　経	少衝	少府	神門	霊道	少海
心包経	中衝	労宮	大陵	間使	曲沢
脾　経	隠白	大都	太白	商丘	陰陵泉
肺　経	少商	魚際	太淵	経渠	尺沢
腎　経	湧泉	然谷	太谿	復溜	陰谷

陽経の五行穴					
	井　金	栄　水	兪　木	経　火	合　土
胆　経	竅陰	侠谿	臨泣	陽輔	陽陵泉
小腸経	少沢	前谷	後谿	陽谷	小海
三焦経	関衝	液門	中渚	支溝	天井
胃　経	厲兌	内庭	陥谷	解谿	三里
大腸経	商陽	二間	三間	陽谿	曲池
膀胱経	至陰	通谷	束骨	崑崙	委中

下の合穴　　大腸経　＝　（左）上巨虚

小腸経　＝　（左）下巨虚

三焦経　＝　委陽

91

陽経五行穴の使い分け

　陽経五行穴の使い方について述べた参考書は非常に少ない。特に経絡治療家は陰主陽従説を信じているため、陽経の穴を蔑にする傾向が強い。それはまた、陽経五行穴の性格を正しく理解している人が少ないという事でもある。

　ここでは陽経の五行穴について正しく覚えてほしいと願ってこれをまとめた次第である。

1. 陽経五行穴の五行配当

　陰経では井榮輸経合の五要穴に木火土金水の順に配当されていたので、比較的覚え易かった。

　ところが、陽経の五要穴ではその順番がまったく違うのである。

　すなわち、指先の井穴は金穴になっている。以下、榮穴は水、輸穴は木、経穴は火、そして合穴は土穴となっている。そのために陽経の五行穴は非常に理解されにくい事になってしまったのである。

　これを陰経と比較しながら書いてみると

	井	榮	輸	経	合
陰　経	木	火	土	金	水
陽　経	金	水	木	火	土

　となる。これは同一経の中では相生の関係になるが、表裏の
関係で見ると、同じ位置の関係では陽経側が陰経側を尅す関係、
すなわち相尅的な関係となる。それは何故か。その理由を説明
して、理解してもらうのが本項の目的である。

2. 陽経五要穴の役割

　陰経の五行穴では、1年間の季節変化に伴う五臓の生理機能
を調整するのが目的であると述べた。

　それでは陽経の五行穴は五腑の調整のために有るのかという
と、そうではない。もしも五腑の調整のためであるとすれば、
表裏で相尅的な関係になっているのは大きな矛盾である。表の
腑が裏の臓を尅す事は有り得ないし、腑の調整のためであるな
らば、六腑有るので1穴足りない。強いて言えば、原穴を加え
て六穴にはなるが、それでも表裏の臓腑が尅し合うという関係
は有ろうはずが無い。

　では陽経の五行穴は何のために有るのかというと、それは五
臓を尅するもの、すなわち五臓に襲いかかる病邪（の処理）を意
味しているからである。

　元々陽経は邪の処理をするのがその主たる目的である。陰経が生理機能の調整を目的としているのに対し、陽経の目的は病理的な原因に対する処置のためであると言う事ができる。そのために陽経の五行穴は、表裏関係に有る陰経の同じ高さに有る穴を剋す形で配列されているのである。

　次はその病邪と五行の関係について見ていく事にする。

3. 五邪と五行

　陽経の実を引き起すのは原則として外来刺激（外邪）である。

　『素問』や『霊枢』には風寒暑（熱）湿に燥を加えた五つを五邪としている。

　また『素問』では「六淫（ろくいん）」という言葉を使って、病気の原因を六種類としている考え方も有る。これについては後で述べる事にして、とりあえず五邪について説明しよう。

　病状が変化し易い病の原因を風と言う。

　風は肝が弱った時に入り易い事から木性の邪と考えられている。

　また心が弱ると暑邪(熱邪)に冒され易くなる。現在の「熱中症」などはまさにこれである。言うまでもなく熱邪・暑邪は火性の邪に属する。

　熱邪に冒されると頭痛・発熱・眩暈などの他に一部精神症状も起る事が有る。

　次に脾土が弱ると湿邪に犯され易くなる。湿邪が入ると全身

倦怠や浮腫、それに脈が遅くなるなどの症状が起ってくる。そのような時に、陽経の合土穴を用いて湿邪を取り除くのである。

また肺金の臓が弱ると燥邪が入り易くなる。燥邪が入ると痰の無い咳嗽が出たり、あるいは肌荒れなどの症状が起る。このような症状の時に、いずれかの陽経の井金穴を用いて瀉法を行なうと、燥邪を取り除く事ができるのである。

五つ目は寒邪、冷えの邪である。

腎水の臓が弱ると寒邪が入り易くなる。

寒邪が入ると腰痛や下肢のしびれ、あるいは腹張などの症状が起ってくる。そのような症状が見られる時に、榮水穴を用いて瀉法を行なうと、寒邪を取り除く事ができるのである。

と、ここまでは理論的な五邪と五行の関係であるが、実際には反応の出ている穴、あるいは脈が良くなる穴を探して、そこに瀉法を行なえば良いのである。

4. 火邪とは何か？

『素問』では「六淫の邪」と言って、風熱湿燥寒の五邪の他に、もう一つの原因が有る事になっている。

本来五（邪）という数字は「生」を表す陽数であり、有害な邪の数を五とするのは矛盾する事になる。

そこでこれに「火」と呼ぶ邪を加えて、六（淫）としているのである。陰経と違い、陽経が独立した原穴を持っているのは論理的な整合性を持たせるためである。

　では火邪とはどういうものか、また陽経の原穴はどのような使い方をすれば良いのかという点について説明しよう。

『霊枢・九鍼十二原篇』や『難経・六十六難』によれば、十二経脈の原穴は「先天の原気が表れる所」となっている。

　具体的に言うと、原穴はそのほとんどが脈動部に当っている。その脈動を古典では「三焦の原気」と表現しているのである。

　言うまでもなく三焦と心包は相火と呼ばれる器官である。言い換えれば原穴は先天の気が表れる場所という事になる。

　六淫の火とはその相火の衰弱を意味するものであろうと考えられる。

　論理的には相火の変動を外邪と同列に考える事には無理が有る。しかしそれを外邪に加えて六とした事はあくまでも数字の意味を優先した結果ではないかと考えられる。

　では相火の変動によってどのような症状が見られるのかというと、西洋医学で言うところのアレルギー症状などがこれに当るのではないかと思う。いわゆる自己免疫疾患である。

　もう一つ先天の気の変動として忘れてはならないものが有る。それは急激に起る感覚の障害である。

　急に耳が聴こえにくくなる、あるいは臭覚の消失、急に視力が低下するなどの症状が先天の気の変動による症状、すなわち火の症状と見る事ができる。

　そのような時に陽経の原穴を応用すると効果的であると、古典では教えているのである。

5. 陽経穴を補う場合

　はじめに「陽経は邪の処理をするのが目的である」と述べたが、補法を行なう場合も有り得る。そのような例をいくつか紹介しよう。

　陽虚症における兪募穴等への施灸は勿論、下痢をしている患者に上巨虚、または下巨虚の補法を行なうと非常に効果的である。

　また痔疾に対して、承山、または承筋に補法を行なうと妙効が得られる場合も有る。

　次に高血圧症状の患者に対して、右の三里 → 曲池、または三里 → 小海という順序で補法を行なうと、血圧を下げる事ができる。前者は肝虚症の場合であり、後者は腎虚症の場合である。

　曲池穴への補法は肝虚症の肩こりにも効果が有る。

　また頻尿や軽い尿もれに対して、委陽穴の補法で解決する場合も有る。

　一部の腰痛では環跳穴の補法が有効である場合も見られる。

　以上のように、陽経の穴に対しては瀉法ばかりでなく、補法を行なった方が良い場合も少なくないのである。

　陰経の穴と違い、陽経の穴は非常に応用範囲が広い。また手足の各陽経を組み合せる事により、斜差、H型、X型、I型、あるいはK型など、様々な治療パターンが構成できる可能性が有る。

　また即効性が大きいのも陽経治療の魅力である。

　五行穴ばかりでなく、陽経穴の応用は治療の範囲を広げ、深みを増すために、もっともっと陽経治療の可能性は追求されて良いのではないかと考える次第である。

原・郄・絡の使い分け

　四肢の要穴の中には五行穴の他に原穴・郄穴・絡穴が有る。これらの穴は五行穴とどのような違いが有るのかという点について、本項では考えてみたいと思う。

　ここまで見てきた五行穴は、陰経では五臓のはたらきと季節との関係を、脈状の違いによって使い分けるという体系であり、また陽経の五行穴は五邪との関係によってその処理の仕方を意味するものであった。

　その他に原穴・郄穴・絡穴が必要になるのは何故かという問題について考えてみる事にする。

1. 原穴について

　古典の中では原穴の説明は『霊枢・九鍼十二原篇』と『難経・六十六難』に述べられている。

　九鍼十二原篇には「病、十二原に出ず。」と書かれており、六十六難には「原は三焦の尊号なり。故に止る所をすなわち原と為す。五臓六腑の病有る者は皆その原に取る。」と書かれている。

　つまり原穴は三焦の原気が表れる所であり、手足の穴の中では先天の気の強さを知る事ができる重要な穴なのである。それ

は十二経脈の原穴がどれも脈動部に当っているという点からも知る事ができる。その事はまた、原穴が比較的早い段階で発見された経穴であると言う事もできよう。

つまり古い時代の鍼灸は、原穴が診断点であると同時に、治療点でもあったと考えられる。

2. 郄穴と絡穴

原穴に比べれば、郄穴と絡穴は遅い時代の発見であろうと考えられる。その理由は、『素問』や『難経』にはこれをまとめた文章が見当らないからである。

郄穴や絡穴を明文化している古典としては『十四経発揮』や『鍼灸聚英』などが有る。

郄穴は絡穴と共に、反応の出易い点である。

また絡穴は表裏の経脈同士をつなぐ穴と考えられているが、豊隆と公孫のように、互いに離れた部位に存在する例も有る。

絡穴はその名の通り、治療点として用いるとかなり影響力の強い穴である。もちろん絡穴の中には奇経の枢要穴として知られている所も少なくない。

学生時代には、「郄穴は急性症に、絡穴は慢性疾患に……。」という内容で教えられている事と思う。臨床的にも、症状が古くなると（時間が経った症状には）絡穴を組み合せて治療を行なう例が少なくない。

では各々の使い方について、陰経と陽経に分けて、説明して

いく事にしよう。

3．陰経の原穴

言うまでもなく、陰経の原穴は兪土穴を兼ねている。言い換えれば、中焦の機能と密接な関係を持っているという意味である。

脈状では緩脈を持っている時に用いるが、症状では胃腸の具合が良くない、あるいは手足に痛みが有る（体重節痛）とか、あるいは意欲がなくやる気が起らない、といった状態の時に原穴を用いる。場合によっては発熱が仲々治らないとか、両下肢に浮腫が認められるというような場合にも、陰経の原穴を用いて刺鍼を行なうと、効果が見られる事が多い。

時には「日中眠くて仕様がない」という訴えをする患者にも用いる。

多くの場合に補法を用いるが、腸閉塞の患者にだけは右太白穴に瀉法を行なうと良い。

4．陽経の原穴

陽経は陽実症の際に用いるので、ほとんどの場合に瀉法を行なうが、中でも原穴を用いる例は症状がその経脈全体に及んでいる場合などに用いる。つまり複数の症状をたった一穴で治療する事ができるのである。

例えば頭痛が有って、後頸部に強（こわばり）も有り、腰痛も

有るというような例に対して京骨穴を用いると、いずれの症状も軽快させる事ができる。その場合、左右の足の小指を術者の手で曲げてみて、より硬く感じる方に取穴すると良い。

また腰痛が有って、寝返り度毎に辛いと訴える場合には丘墟穴を用いて瀉法を行なうと良い。その場合の左右の選穴法も先に述べた例と同様である。

昔から「面目は合谷に止む」と言われているように、目に何らかの症状が有る場合には反対側の合谷穴を取穴してみると良い。

ここで陽経の原穴を取穴する場合の目安を紹介しておこう。

同一経脈上に多数の圧痛点が有って、どの穴を取穴して良いか分らない場合に、原穴をを取穴すると良い。それだけですべての圧痛が消失する事が分る。

5. 陰経の郄穴

最近のように、地震が多発している時期には、陰経の郄穴を補って調整を行なう例が多い。

陰経の郄穴を用いる場合の大きな特徴は、心包が虚している時に用いるという事である。例えば肺経が虚していて心包の弱い状態の時には孔最穴を用いて本治法を行なうと良い。同様に腎経が虚していて心包が弱っていたら、水泉穴を用いて本治法を行なう事になる。

この関係は、地機やその他の郄穴でも同様である。

6. 陽経の郄穴

外邪に侵されて間もない時期に陽経の郄穴を用いる。

例えば金門穴に瀉法を行なうのは最近冷える事を経験した患者であり、※外三里穴を用いるのは多くの場合、天候が変化し始める時である。

また温溜穴は風邪のひき始めなどであり、症状でも鼻汁が多かったり、咽喉部に痛みが有る等の訴えをする例が多い。

これらの例を見ても、「急性症には郄穴」という教えは間違ってはいないと思われる。

※陽陵泉の内方に取る。

7. 陰経の絡穴

陰経の絡穴は原穴と組み合せて、左右に振り分けて用いる場合が多い。

例えば頸腕症候で腕関節に激しい痛みが有る場合に左列欠と右太淵という組み合せで補法を行なうと、効果が高い。また習慣性の腰痛には、大鐘穴と太谿穴を組み合せて用いる場合も有る。左右どちらの穴を用いるかについては、男女の性別で異る。

また公孫と内関については奇経の枢要穴にもなっているため、単独で用いる例はほとんど無い。特に公孫穴は「脾を抑える」という説も有り、それ一穴で使うのはむしろ危険でもある。

躯幹と四肢の使い分け

　ここからは経穴の使い分けについて述べていきたいと思う。まず本項では、躯幹穴と四肢の穴の使い分けについて述べていく。

　多くの鍼灸師の中には、本治法が万能であるかのように考えている人も少なくない。けれども決してそうではない。本項のテーマである躯幹と四肢は陰と陽の関係にあり、病の位置や症状の違いによって、各々目的が異る。本項はまず躯幹と四肢の違いを理解する事から始める。

1. 躯幹の役割

　躯幹は四肢に対して、明らかに運動量が少ない。しかも大切な内臓を納めている事もあり、四肢の陽に対して陰の関係になっている。

　それに対して四肢は動作を行なう器官として極めて重要な役割を持っている。陰経であれ陽経であれ、四肢に有る経穴を用いて治療を行なう限り、全体として身体を活動的にする事ができる。

　ところが躯幹は多くの臓器を納めている関係で、そこに治療

をしてもあまり活動的にする事はできない。その代りに、躯幹
の治療は臓器の作用を高めて、生命力の維持・増進に都合の良
い治療を行なう事ができる。その意味では重症な患者ほど躯幹
穴への治療が大きな意味を持つ事になる。

　すなわち体力が弱った陽虚症の患者では、四肢に多くの刺鍼
点や灸点を用いると、返って体力を低下させてしまう事にもな
る。そこで主な経穴の使用法について、その違いを考える事が
大切なのである。

2.　四肢の陽経穴について

　四肢の陽経に属するツボは、主に痛みやしびれなど、患者が
訴える苦痛を取り除くために用いる場合が多い。これを難しく
言うと「邪の処理をする」と言う。

　苦痛を和らげる事ができれば、結果として体力を温存する事
につながるかも知れないが、陽経のツボ自体に免疫力を増す作
用はない。あくまでも苦痛を和らげるのがその主な目的である。
但し一部のアレルギー症状に対しては、三焦経と陽明経の組み
合せによる治療が驚くべき効果を発揮する場合も有る。

　いずれにしても陽経穴の四肢に在るツボは、苦痛の除去と症
状の緩解のために用いる所なのである。

3.　四肢の陰経穴について

　多くの場合、陽経のツボは反応点（圧痛など）を探す事によっ

て求める事ができる。けれども陰経の経穴は反応が出ている事
は非常に少ない。したがってこれを使いこなすためには、脈診
やその他の高度な診断技術が必要になるのである。

　四肢におけるこのような陰経穴の使い方は陽経穴のような苦
痛の除去ではなく、体調の管理や調整に用いる場合が多い。
『難経・六十八難』によれば、次のような調整法の目的が明記さ
れている。

　　すなわち　井木穴　＝　胸脇苦満を治す。

　　　　　　　榮火穴　＝　身熱するを治す。

　　　　　　　兪土穴　＝　身体重く、節病むを治す。

　　　　　　　経金穴　＝　喘咳寒熱を治す。

　　　　　　　合水穴　＝　逆気して泄するを治す。

　これらの症状はいかにも重篤な症状のように見えるが、元々
陰経虚症の調整を目的としているので、陽経穴のように「邪の
処理をする」ということではない。

右と左の穴の使い分け

　右と左の同名穴を同時に使っている例は決して少なくない。
けれども、心臓が左側にだけ有るのを見ても、右と左の経穴の
作用には明らかな違いが有る。

　本項では同名穴の左右の使い分けについて考えてみる事にす
る。

1. 解剖学的に見た左右の違い

　前述のように、左右の構造的違いは循環器系に特に著明であ
る。

　左側には心臓と大動脈が有り、右側には大静脈とリンパ本管
が有る。臨床的に右下肢の方がむくみ易いという事実は、この
事に由来している。

　また肝臓は右に偏しており、大腸は時計廻りに右から左方向
へと向きを変えている。

　機能的に見ても、上肢は右利きで、下肢は左が軸足となって
いる例が圧倒的に多い。

　また近年は右脳と左脳の機能的な相違についても知られるよ
うになった。

　これらの事実を陰陽論的に考えてみると、鍼灸医学の合理性というか、優位性が、明らかに見えてくる。

　そのような内容を各鍼灸師が自覚していたならば、同名穴を左右同時に使うという無駄な治療は無くなるはずではないかと思われる。

2. 右と左は陰と陽

　上記のような構造的違いから、右と左には自ずと陰陽の関係が生れてくる。つまり、左側には心臓が有る関係で陽側となり、右側は必然的に陰となる。

　では軸足が左で利き手が右になるのは何故かと言うと、どちらにも心臓を本能的に守るという意味が有るのではないかと考えるべきであろう。

　これを陰陽論的に見ると、上肢は陽で下肢は陰となる。

　上肢は左が陽中の陽で、極まって陰の性質を有する。それに対して右上肢は陽中の陰となり、陽の性質（利き手）を表す事になる。

　また下肢は左が陰中の陽で、右は陰中の陰となる。それ故に、作用の上では陰中の陽である左の下肢がバランスを保つ上で軸となるのである。

　このように上肢と下肢については、陰陽論的なバランスによって作用との関係が成り立つのである。

　では躯幹はどうかというと、左は陽で右が陰となるのは同じ

だが、前後の陰陽が加わるので、背部と腰部は左が陽中の陽で、右は陽中の陰となる。また胸部と腹部は左側が陰中の陽で、右は陰中の陰となる。

そこで、気血との関係はどうかというと、気は陽で血は陰となる。陽中の陽は陰を生ずるので血を助け、陰中の陰は気を助ける。

したがって陽中の陰は気を助け、陰中の陽は血を助ける事になるのである。

これを総合的に言うと、「右は気を治し、左は血を治す」となる。

3. 具体的な取穴

右と左の目的が分ったなら、これを実際の取穴法に置き換えてみると、次のようになる。

例えば八髎穴の場合は、

子宮筋腫や前立腺肥大（癌の場合も）などの生殖器の疾患には左側を用いる。また尿意頻数や女性に多い尿もれなどは右側を用いると良い。

また腎臓疾患の多くは左の腎兪に施灸する事により改善する事ができる。

肩甲間部で言うと、右側に出る痛みは疲労による者が多く、内臓疾患と言っても、胆石のような比較的生命の危険には関らない場合が多い。

けれども、左側の肩甲間部に現れる痛みでは膵臓炎や心臓疾

患など、生命に危険の及ぶような例が少なくない。その理由は、左側には血の変動が現れ易いからである。

漢方の例で言うと、左の下腹部に硬結が現れるのは桂枝茯苓丸の証によるものであり、右側の下腹部に硬結が現れるのは桃核承気湯という薬の適応症となる。

桂枝茯苓丸は「駆瘀血剤」と言われる薬の代表的な処方である。

次に肺経の中府穴の例で言うなら、右の中府は呼吸の乱れや手足の冷え等の変調の際に多く用いるが、左側に中府は胸苦しさを訴える患者とか、冷汗を訴える患者等、肺虚証の中でも、心臓に問題を抱える例が多い。

右魚際に加えて左の中府穴を補うのは、肺虚証の心臓疾患の初期によく用いる取穴法である。

このように左右の相違を考えながら治療を行なうと、より少ない刺鍼でより大きな効果を得られる治療が可能になるのである。

4. 考察

鍼灸術においては、何をするにしても、陰陽論と不可分である。左右の適応側を考える上においても身体構造と機能面の違いを陰陽に区別して治療を行なう事により、患者の身体にとって負担の少ない、無駄のない治療を行なう事ができるのである。そのためには、体幹と四肢の陰陽関係をよく考える必要が有る事は言うまでもない。

左右の区別に限らず、鍼灸術においては陰陽論を応用する事が必要不可欠である。

5. まとめ

左右を陰陽に分ける事がなぜ大切なのかと言うと、無駄を省く事もさる事ながら、病症における気血の変調の違いを区別する事が重要なのである。

古典においても病症を是動病と所生病に区別する事を重要視している。是動病は気の変調であり、予後は良好である。けれども所生病は血の変動であるため、予後は必ずしも良いとは言えない。その事を頭において、目の前の病症が気の変動であるのか血の変動であるのか、その区別を明らかにする事が重要なのである。

前と後の使い分け

　四肢と躯幹は陰と陽と述べたが、躯幹にも陰陽が有る。それが前と後、すなわち胸腹部と背腰部である。各々の部位に属する経穴同士がどのような関係にあるのか、本項ではそれらの関係について述べてみたいと思う。

1. 腹部・胸部と背部・腰部は陰と陽
　躯幹の中でも前面と後面は陰と陽の関係に有る。
　腹部と胸部には募穴が有り、背部と腰部には兪穴が有る。
　ヒトは二足歩行になって久しいので分りにくいが、四足の動物では後面には太陽がよく当り、前面（胸腹部）にはほとんど当らない。その故胸腹部は陰気が強く、背部・腰部は太陽がよく当るので陽気が強い所となる。
　このような意味から、前面と後面は、躯幹と四肢とはまた違った意味で陰と陽に分ける事ができるのである。
　そこで胸腹部の穴を用いて治療を行なうとどのような意味が有るのか、また背部・腰部の穴を用いるとどのような意味が有るのか、その点を考えるのが本項のテーマである。

2. ヒントは『陰陽応象大論』

胸腹部と背腰部の使い分けについては『素問・陰陽応象大論』
に述べられている。

そこには次のような言葉が見られる。

すなわち　**陰病は陽に取り、**

　　　　　陽病は陰に取る。

という原則である。

臓腑の病が進行する場合、最初は胸や腹の症状から始まって、
重症化するに従い、背部痛や腰痛として見られるようになる。

このように躯幹の病は前から後に進んでゆく傾向が有るため
に、重症化した症状に対しては後面から迎え打つ形の治療が必
要になる訳である。つまりここで言う「陰に取る」とは、胸腹
部からの治療によって症状を取り除くという意味であり、「陽に
取る」とは背部や腰部に取穴をして治療を行なうという意味に
なるのである。

では陰病と陽病とはどのような病態を指すのかという問題を
次に考えてみる事にする。

3. 陰病と陽病

何を以て陰陽を区別するのかというと、東洋医学では症状が
変化し易いか否かという基準によって分けるのである。

すなわち陽は気であり変化し易い、けれでも陰は血であり、
変化しにくいという性質が有る。そのような症状の性質の違い

113

によって病の陰陽を区別しているのである。

　例えば痛みの場合で言うと、常に同じ所が痛むのは陰病であり、病む所が一定でないか、あるいは痛んだり痛くなかったりという変化をするのが陽病となるのである。

　また数日で治る病気は変化し易いので陽病となる。けれども慢性化して仲々治らない病気は変化しにくいので陰病となるのである。

　これを表にまとめると次のようになる。

陽　病　（募穴）	陰　病　（兪穴）
昼間苦しむ病気	夜分に苦しむ病気
症状が移動し易い	症状が移動しない
機能的疾患（気）	器質的疾患（血）
四肢の病	躯幹の病
浅い病気	深い病気
悪熱がある	悪寒がある

4. 兪穴と募穴

　陰病と陽病について分ったら、次は兪穴と募穴の使い分けについて考えてみよう。

　例えば胃が痛いという症状の場合、それが神経性胃炎であれば中脘穴などの瀉法で良いが、もしも夜間に痛んだり、あるいは食後に痛みが増すというような場合は、胃壁に何らかの器質

的変化を認める可能性が高いので、そのような場合は中脘穴よりも左胃兪の瀉法を行なう方が良い。

　また下腹部が冷えて腰痛が有るというような例では関元穴への補法などを行なえば良いが、もしも血便を混じえるような下痢が有るとしたら、左の小腸兪に補法を行なう方が良い訳である。

　次は陰陽の兪募穴の使い分けの例を挙げてみよう。

　例えば不安感が強くて、落ち着きが無いというような症状が見られる場合は膻中穴への補法が良く、身体のどこかに発疹ができて、瘙痒感を訴えるような場合は左の厥陰兪を取穴して、施灸などを行なうと良いのである。

　このように募穴（陰）は比較的新しい症状、すなわち腹部や胸部の痛みを訴えるような内臓疾患はさほど重大な結果を招く事はないが、背部や腰部が痛む内臓疾患は場合によっては生命の危険を伴う事も有り得る。

　このように内臓疾患の特徴は、前面に症状が現れる段階ではまだ幾分か余裕が有るが、進行するに従って背部や腰部に症状が現れるようになる。そのような段階に至ると、治療方針も兪穴や督脈の処置を必要とするようになるのである。

　ここでは兪募穴の使い方を中心に考えてきたが、ここで知ってほしいのは病気の進行方向である。

　多くの病（やまい）は後頸部や肩背部の症状から始まり、いくつかの段

階を経て最後は再び背面の症状として認められるようになると
いう事を理解してほしい。

　なお任脈と督脈の使い方については少々複雑になるので、本
項の内容を基礎として、もう一度考えてみる事にする。

背部と腹部の使い分け

　本項では前項に引き続き、陰陽の使い分けのうちから、胸腹部と背部の使い分けについて考えてみる事にしよう。

1. 腹部と背部は陰と陽

　前項で躯幹と四肢は陰と陽と述べたが、躯幹のうちでも前面と後面を陰と陽に分ける。

　すなわち腹部と胸部には募穴が有り、これは陰気が強いという意味である。

　また背部には兪穴が有り、太陽膀胱経の通り道となっている。したがって背部・腰部は胸腹部に対して陽となる。

　また胸部と腹部には任脈が有り、背部と腰部には督脈が有って、各々任脈は陰の代表であり、督脈は陽の代表となっている。

　その意味でも胸腹部は陰の部であり、背部と腰部は陽の部と見る事ができる。

　このような意味から、胸腹部と背・腰部は躯幹と四肢とはまた違った意味で、陰と陽に分ける事ができるのである。

　そこで胸部・腹部の経穴を用いて治療を行なうとどのような意味が有るのか、同時に背部と腰部の経穴を用いるとどのよう

な意味が有るのかを知るのが本項のテーマである。

2. もう一つの陰病と陽病

前項で述べてきたのは病の進行状況による陰病と陽病だが、ここでは五臓の中の陰陽の区別について述べる。なぜこのような区別が必要になるのかというと、兪募穴の使い分けと任脈・督脈の使い分けについては、少々意味が異るからである。

前項で述べた変化し易いか否かについての区別は、主に兪募穴の使い分けに必要な区別であり、ここで説明するのは五臓の陰陽配分によって分ける任脈と督脈の使い方である。

すなわち五臓の陰陽は三焦の高さによって次のような陰陽関係が有る。

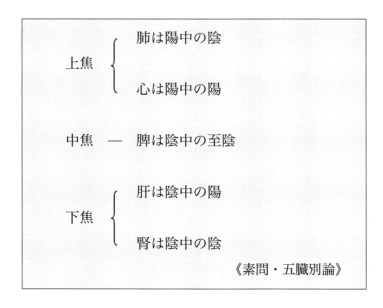

すなわち肺と心・心包の病に対しては陽の臓器なので督脈の穴を用いる事によって治療効果を上げる事ができるが、肝と腎については下焦に在るので、陰の臓器とする。したがってその治療に当っては任脈を用いると、より高い治療効果が期待できるという訳である。

また五臓と十二経脈についてはその作用の中で気血の多い・少ないを分ける事ができるが、今回は五臓の作用についてのみ述べてゆく事にする。

すなわち　**肺は上焦の気**
　　　　　　心は上焦の血
　　　　　　脾は水穀の気
　　　　　　肝は下焦の血
　　　　　　腎は下焦の気
　　　　　　（先天の気を納める。）

というような訳で、肺と心・心包の病には陽の代表である督脈を組み合せる場合が多く、肝と腎の病に対しては任脈の穴を組み合せて治療を行なう場合が多くなるのである。

ではなぜ脾は陰中の至陰かと言うと、脾は五臓の中で唯一、食欲を主る臓器であり、「水穀の気」を主る臓器として作用するからである。そのような意味から経穴の使い方も他の四つの臓器とは少々異り、「陰中の至陰」とは言いながら臨床的には督脈

を使う場合が多くなるのである。

　元々脾の主りである食物は、地中の気を集めて育った陰気の
強い物である。そのために「陰中の至陰」という言い方をした
のではないかと見る事ができる。

　このような事を考えながら治療を行なうと、選穴が自在にで
きるようになるのである。

　本項と前項とで陰陽の使い分けについてというテーマを考え
てきたが、これらのヒントはそのほとんどが『素問』の内容に
基づくものである。したがって臨床技術が高度になればなるほ
ど、『素問』の内容を知っておく必要があるのである。

　ちなみに『霊枢』の内容は、病症に関するものが多い。

　どちらにしても鍼灸医学の基礎はそのほとんどが『素問』や『霊
枢』、それに『難経』の中に書かれているので、古典に親しむ習
慣を身に付けてほしいと思う。

任脈と督脈の使い分け

　任脈と督脈は八奇経の一つに数えられる経脈ではあるが、特有の経穴を有するという意味では、他の六つの奇経とは異る。滑伯仁は「十四経」と言って正経と同列に考えている。本項ではこの二経の使い分けについて考えてみる事にする。

1.　任督衝は一元三枝
　任脈と督脈は衝脈と共に、下極の兪に起って会陰穴に出る。更に、衝脈だけは会陰穴から気衝穴に出て、左は腎経に沿って上行し、右は胃経に沿って上行して胸部に至り、胸部から再び腎経に沿って下行するという特殊な走り方をしている。
　一方任脈は会陰穴から曲骨穴に出てそのまま腹部・胸部の正中線を上行して下唇に至って終る。
　また督脈は会陰穴から尾骨先端に出て、そのまま後面の正中線を上行して後頭部に至り、更に頭頂部から前頭部、更に顔面に下り、鼻柱と人中を貫き、上唇から口の中に入って歯肉の所で終る。
　このように任脈・督脈・衝脈は各々下極の兪に起りながら、三経とも別の走行になっている。

　下極の俞というのは骨盤内のほぼ中央と考えられるので、生命活動を維持する上で、最も重要なはたらきをする経脈と見る事ができる。

2. 任脈の役割

　任脈は腹部・胸部の正中を巡る関係から、陰の代表、陰経を統べるとされている。なおかつ、督脈と異り六ヶ所の募穴を有している。それだけに、臨床的には非常に重要な役割を有している。

　言うまでもなく任脈上の募穴は

　　中極・関元・石門・

　　中脘・巨闕・膻中　　である。

「陰を統べる」とは言いながら、陽経の募穴を４ヶ所も含んでいるのは大きな矛盾と見る事もできる。この事が任脈の役割を理解する上で重要なヒントになるのである。すなわち任脈中の募穴には表裏の相火の要穴を含んでいる。この事が任脈の役割を知る上で大きな意味が有る。すなわち先天の気が関る病症に対して非常に有用な経脈となっているのである。

　では募穴を含まない督脈は先天の気と無関係なのかというと、決してそうではない。やはり督脈の役割も併せて考えてみないと、任脈の役割である「陰を統べる」という言葉の意味を正しく理解する事はできない。そこで次に督脈の役割について考えてみる事にする。

3. 督脈の役割

　督脈は陽経の海とか、「陽を統べる」と言われるが、これを考える上で重要なヒントは他の陽経脈と異り、左右の陰陽を持たない、という点である。つまり任脈と督脈は左右の陰陽ではなく、前後の陰陽だけがこの二経の特徴となっているのである。なおかつこの二経はどちらも下極の俞から起るという関係で先天の気と密接に関っていると見る事ができる。

　先天の気と言えば五臓六腑の病状に関係が深いのは俞穴と募穴である。それ故同じ陰陽でも臓腑の陰陽ではなく、五臓そのものの陰陽を分けるのが実は任脈と督脈なのである。

　五臓そのものの陰陽とは『素問・金匱真言論』に言う三焦の高さで分ける陰陽である。すなわち上焦の高さに在る心と肺を陽とし、下焦に在る肝と腎を陰とする。更に脾土の臓は「陰中之至陰」とされている。したがって上焦と下焦については何の問題もなく陰陽を分ける事ができる。しかし、陰中之至陰は理解しにくい。

　脾土の臓は地の恵みである食物の消化と吸収に関る臓器である。そのために「陰中之至陰」という特殊な言い方になったと考えられるが、その作用は陰気の強い食物から生命活動に必要な陽気、すなわち栄衛の気を作り出す臓器である。そのために陰中之至陰という言い方になったのではないかと見る事ができる。

　では臨床的にどのような使い方をすれば良いのかという点に

ついて次に述べる。

4. 任脈と督脈の臨床的な意味

　言うまでもなく任脈は陰の正中線を上る。したがって任脈は肝と腎の病症に対して非常に有効な作用を持っている。中でも気海穴は腎の病症に対して特に多く用いられる穴である。また関元穴も腰痛に対して著るしい効果を発揮する場合が有る。

　一方督脈は陽の臓器の病変に対して有効な穴が多いが、どのように使えば良いかというと、心や肺の病変に対しては上焦に気を引き上げるために用いると良い。

　また中焦の変動、すなわち脾土の病症に対しても有効である。その場合、起っている症状の高さに対して取穴する穴を選ぶと良い。例えば風邪の治療には瘂門、腰痛には陽関、痔疾には腰兪、といったように、各々の病症に対して特に役立つ穴が並んでいる。

　例えば糖尿病は、東洋医学的には中焦の病気と考えられるが、これには脊中穴への施灸が非常に効果的である。

　非常に激しい症状の一つに後弓反張が有る。それに対しては督脈の瀉法以外に方法は無い。用いる穴は脊中から霊台までのいずれかの穴を用いる場合が多い。

　またうつ病やパニック障害などの精神疾患に対しても、督脈は先天の気のパワーを上焦に引き上げるという目的で用いると大変効果的である。

　このように、任脈と督脈は先天の気と関る疾患に対して特に重要な意味を持つ経脈なのである。

　任脈と督脈は生命の根源に関る経脈であるだけに、その作用は無限である。その使い方に精通すると、誰でも達人になる事ができる、と言える位有用な経脈である。

　十二経脈のような左右の陰陽が無い分、生命力に対する作用が直接的である。それは先天的な病気や自己免疫疾患に対して特に有効であると見る事ができる。したがって任脈と督脈の効用は他の兪募穴等との組み合せによって、鍼灸治療に無限の可能性を与えてくれる経脈なのである。

　十二経脈の使用目的が気血の調整であるのに対して、任脈と督脈は五臓同士のバランスの調整を行なうという意味で欠く事のできない重要な経脈であるという事を忘れないでほしい。

西洋医学と鍼灸医学

　これは使い分けという意味ではないが、ここまで述べてきた
"使い分けシリーズ"の最後に、鍼灸医学の本質を知る上で役に
立つと思うので、西洋医学と鍼灸医学の相違点について述べて
おきたいと思う。

　鍼灸学校の授業内容は国家試験対策の関係も有って、どうし
ても西洋医学中心、あるいはそれに中医学を加えたものが多く
取り入れられている。そのため、卒業してもすぐには臨床に入
る事が難しいという現実が有る。

　そこでます西洋医学の本質について考えてみたいと思う。

1. 西洋医学の特質

　西洋医学が基本とするいわゆる「科学的」という言葉はあら
ゆる現象や変化を、合理的で普遍的、かつ数字や映像で表現で
きるものでなければならない。特に、デジタル化された今日では、
パソコンの画面上に映像として表現される内容が要求されるよ
うになっている。

　すなわち西洋医学においては器質的な病変が起った段階にな
らないと病気とは認められないし、そうなるまでは対策の取り

ようが無い訳である。また機能的な変化においても、検査結果が生理学的な平均値からはみ出している者を病気として捉える訳である。したがって、西洋医学の特質を理解するためのキーワードとしては、次の二つの点を挙げる事ができるのではないかと思う。

　　A．器質的病変の有無

　　B．検査結果における正常値と異常値

この点から、病気を客観的に表現するという意味では西洋医学は非常に優れていると言う事ができる。

2. 鍼灸医学の特質

鍼灸医学は病（やまい）の「変化」を重視する医学である。西洋医学は、器質的な病変に対して「病名」を付けて病巣の「結果」を重視するが、鍼灸医学はそうではない。

鍼灸医学が重視するのは

　　A．心身の状態

　　B．生活環境

　　C．天候や日・月・星の動きによる自然環境の変化

の三つである。

鍼灸医学はたとえ器質的な病変が認められなかったとしても、何らかの症状が現れていて、なおかつ生活環境や自然環境などの変化に対応できていない状態を病気と考えるのである。それ故「陰経虚症」という他の医学には無い概念を病（やまい）の始まりとす

る認識を持っているのである。

　仮に器質的な病変が無かったとしても、何らかの症状が認められればこれを「気の病変」と呼び、器質的な病変が認められるようになったら、これを「血の病変」と言うのである。このように、「気の変化」と「血の変化」という二面的な変化を陰と陽に分けて病態を捉えるのが鍼灸医学の最も大きな特徴と言える。

　次は「気」の概念について述べる。

3. 気について

　目に見えるものはすべて「形」であり、気を伴ってはいるが、気だけではない。あくまで「形」である。その形が動いた時、あるいは何らかの変化を現した時、そこに気の存在を感じる。それ故に気は形有る物に何らかの変化を起すエネルギー、あるいはその変化を起した「現象」そのものを言う。

　形有る物はいつか必ず壊れる。つまり形の有る物は必ず気を伴っている。生命体にあっては成長や老化として見られる。それらの変化が一定の調和を保っていれば、健康な生活を送る事ができる。それらの調和が乱れた時に病気が起る。だから病気を治すためには乱れた気を調和させてやれば良い。その乱れを調整する方法が鍼灸術なのである。

　気を別の言葉で表現するならば、次のような言葉を使う事もできる。

A. エネルギー　　B. 現象

C. 変化　　　　　D. 作用

E. 機能　　　　　F. 力

などである。

　気は物質に付随して離れる事が無いので東洋では形有る物を「体」と言い、形の無い物、すなわち気を「用」と言う。このような気の盛衰を表現するために「陰陽論」を用いるのである。

4. 生命体における気

　陰陽の気が和合して生命体が生れる。陰は肉体となり、陽は精神となる。

　生命体には大きな波と小さな波が有る。

　大きな波は成長〜老化と変化する波であり、小さな波は呼吸や食事等によって作られる体力や抵抗力となる気である。

　前者を「先天の気」と言い、後者を「後天の気」と言う。

　先天の気はまた自律神経機能とも密接な関係が有り、消化・吸収・循環などの作用に関っている。これを東洋医学では「三焦の気」という。

　これらの気を調整して生命力の作用を高めてやろうとする方法が鍼灸術なのである。

5. 西洋医学をどう使うか？

　西洋医学は映像や数値を知る事によって病態を客観的に知る

事ができる医術ではあるが、裏を返せばある程度病状が進行し
てからでないと病態をつかむ事ができない。その意味では器質
的な病変に対して鍼灸の治療効果を客観的に証明できる絶好の
機会を与えてくれる医学であると言う事もできる。

　ともあれ、西洋医学的な理論で鍼灸治療を行なったとしても、
その効果はまったく期待できない。それ故に「東西両医学の使
い分け」と言う訳にはいかないが、慢性化した内臓疾患等に対
してはその治療効果を客観的に知る事ができるという意味で西
洋医学的な検査は大いに役立つのではないかと思う。

6. 鍼灸医学の活かし方

　鍼灸の治療効果を上げるためには、少なくともその術式にお
いて、西洋医学理論に頼ってしまってはいけない。

　鍼灸界の先輩達はいろいろな見解を言ってくれているが、最
も確実な方法は東洋思想に徹する事なのである。但し患者に対
する病態説明は西洋医学的な理論を必要とする。けれども鍼灸
の術式においては西洋医学の理論に頼ってはいけない。

　患者に対する病態説明については、西洋医学的な知識を必要
とするが、術式においては東洋の考え方に従って行なうべきで
ある。それが成功の秘訣でもある。そのような考え方で行なう
事が、「使い分け」と言うか、「区別して使う」と言うべきか、
それが鍼灸の特殊な事情となっている。

7. まとめ

では鍼灸の臨床を行なうに当り、どのような考え方で行なえば良いかと言うと、本書の始めにも紹介したが、次のような点に注意しておけば良いと思う。

(1) 理論は『内経』陰陽論。
　　 刺法はあくまで軽刺激。

(2) 軽症は四肢から、
　　 重症は躯幹穴へ、
　　 予防・養生は四肢の陰経。

(3) 選穴法は脈に従う。

(4) 苦痛には瀉法を行ない、
　　 生命力の低下には補法を行なう。

以上が常に心得ておくべき内容である。

つまり「脈診の結果に従って補瀉を行なう」、それが鍼灸医学のすべてなのである。

初心者は決して「脈診は難しい」などと考えてはいけない。それはこれまでに分るような脈診を教えてもらえなかっただけである。

天柱穴と風池穴

　後頸部に有るこの二穴の便利な使い方について述べる。

　まず天柱穴は脊柱起立筋の起始部の直外側に有る穴で、その刺鍼による影響は背・腰部ばかりでなく、下腿三頭筋の緊張までも緩める事のできる大変便利な穴である。

　まず左右の下腿三頭筋の緊張状態を比較してみて、それが柔らかい側の天柱穴に補法を行なうのである。

　たった1本の刺鍼で、背部や腰部の緊張は勿論の事、腓腹筋を含めた下肢後面の緊張までも、その左右差を調整して、バランスを整える事ができる穴なのである。

　そのポイントは左右の天柱穴のうちの虚している方の穴を補うだけである。

　おおよそ肺虚証と脾虚証では右側の天柱穴を補い、肝虚証と腎虚証の患者では左側の天柱穴が虚している例が多いようである。仮にそれらの証が分らないとしても、最初に書いたように、左右の下腿三頭筋の硬さを比較してみて、その柔らかくなっている方の天柱穴を補うだけで良いのである。

　次は風池穴の使い方である。

　アレルギー性鼻炎や副鼻腔炎などの鼻の症状に対して、風池穴を用いると大変効果が有る。

　上記のような症状に左右の風池穴を比較して、硬くなっている方、または圧痛の強い方の風池穴に対して、5㎜程度の深さに刺入して、軽い瀉法を行なうと、「鼻が通った」とか「鼻汁が楽に出るようになった」等の発言が得られる。

　なお「同一経の上下無し」の原則に従うので、胆経の遠道刺と風池穴の瀉法を同側で行なってはならない。

　風池穴の瀉法を行なった側では、別の胆経の穴の瀉法を行なってはならないのである。

大杼穴はどう使う？

　大杼穴はいわゆる八会穴の１つで、「骨会」という事になっている。その骨会の使い方について説明する。

　「骨会」と言うからには腎の変動による症状の治療に用いる場合が多いのだが、それには条件が有る。

　腎の変動による症状は一般的に言って上実下虚になり易い、いわゆる「逆気」である。だが大杼穴は肩附近（上焦）に有る関係で上実下虚の症状に対しては使いにくい。それ故に、大杼穴が使える腎の変動とは下実上虚の腎の変動という条件が必要になる。

　上実下虚の腎の変動であるなら、普通に左の腎兪を補えば良い。けれども上虚下実の症状に対しては、腎兪（下焦）を補っても仲々うまくいくものではない。

　そこで上虚下実の腎の症状に対しては上焦に在る穴を補う必要が出てくる。それが大杼穴（骨会）なのである。

　では上虚下実になる腎の変動とは具体的にどのような症状が有るのかと言うと、耳の症状が多い。

　耳という器官は側頭骨の錐体の中に納められている関係で、

その変動はまさに骨の変動の一種と見る事ができる。

　上虚下実の状態になる耳の症状としては眩暈や耳鳴などがその代表的なものである。

　逆に、下実の症状として見られる腰痛や膝痛、あるいは股関節痛などの症状に対しても、これを補う事ができる。

　このように骨会と言われる大杼穴が上焦に存在するのは、上虚下実になる腎の変動を治療するためなのである。

督脈穴の使い方

　督脈は他の陽経と異り、陽経でありながらその流注方向は上行するという特殊な走り方をしている。それだけに、その作用も他の陽経のような「邪の排除」というはたらきは持っていない。むしろ、正気の流れを調整するという目的のために用いると便利な経脈である。

　日ごろ臨床的に用いている穴とその目的を述べると、次のような事が言えると思う。

腰兪　＝　灸をすえると痔疾の特効穴となる。但し、出血性の痔には禁忌。

陽関　＝　下焦の症状に対して、正気を引き下げてその回復を早める。

脊中　＝　脾経虚証の糖尿病に対して、本穴に施灸を行なうとHbA1cの数値を引き下げる効果が高い。他の証であっても、効果は限定的だが、ある程度の効果を期待できる。

筋縮　＝　本穴を補う事により、肝経虚証の治療効果を高める事ができる。誤解しないでほしいのは、決

して緩んだ筋を収縮させる穴ではない。むしろ、動作痛や痙直性の有る疾患に対して、そのような症状を和らげる効果を持った穴である。

至陽 ＝ 呼んで字の如く、正気を引き上げる作用を持った穴であり、肺経虚証に対して本穴を補うと上焦の症状を改善する事ができる。

霊台 ＝ 脾経虚証や心包経の虚証に対して、本穴を補うと抑うつ等の精神症状を改善する事ができる。なお太白穴を補った場合に限り、瘂門と霊台を組み合せて補法を行なうと、眼精疲労や咽喉部の症状を改善する事ができる。

身柱 ＝ 昔から「ちりげの灸」という言葉が有り、元気の無い小児や病気がちの子供に対して本穴を補うと、丈夫な子供になると言われている。

陶道 ＝ 腰兪穴を「痔の特効穴」と述べたが、出血の有る痔疾に対して、腰兪穴の代りとして本穴に施灸を行なうと効果が有る。

大椎 ＝ 「百労」という別名が有る。手の三陽経との交会穴に当っており、本穴を補うと上肢のしびれや倦怠感、脱力感等に効果が有る。

瘂門 ＝ 内経（経脈）により咽喉部との繋りが有る。したがって嗄声や咽喉部の塞った感じ等に効果が有る。特に太白穴との相性が良い事は霊台の所で

　　　　　　も述べた通りである。

　　上星及び神庭（どちらか1穴)

　　　　　＝　　どちらか1穴で良い。副鼻腔炎の諸症状に対し

　　　　　　　て施灸を行なうと効果が有る。

　　以上の説明でお分りのように、督脈は他の陽経のような邪の
排除ではなく、生理機能の調整を行なうという目的で使用でき
るのが督脈なのである。

任脈穴の使い方

　任脈は陰経脈を統括する経脈と言われている。督脈・衝脈と共に下極の兪（骨盤の中央附近）に起り、会陰穴に出て分れて躯幹前面の正中線を上行する。これを「一元三岐」と言う。なおかつ任脈中には６穴の募穴が含まれている。

　主な穴の使い方は次の通りである。

　　曲骨　＝　足の厥陰肝経との交会穴になっている。したがって性器等の疾患に伴う諸症状に対しては本穴を補うと効果が期待できる。

　　中極　＝　膀胱の募穴である。
　　　　　　排尿困難に対して本穴を瀉すと良い。膀胱に尿が充満して出ない者を癃と言い、腎機能が低下して浮腫がひどい者を閉と言う。
　　　　　　閉に対しては中極よりも委陽の瀉法を行なった方が効果的である。

　　関元　＝　小腸経の募穴である。肺経虚証の患者で、中焦・下焦に症状の有る例では本穴の補法が非常に効果が有る。肺経とは大変相性が良く、本穴の補

139

　　　　　法で軽快する肺虚証の腰痛も有る。勿論肺虚証
　　　　　の下痢に対しても本穴の補法が効果を発揮する。

石門　＝　三焦経の募穴である。
　　　　　例えば心臓病の患者で腹部に浮腫の認められる
　　　　　場合などに、本穴を軽く瀉すと良い。逆に尿意
　　　　　頻数の有る患者には本穴の補法が良い。

気海または陰交（どちらか1穴）
　　　　＝　インポテンツを訴える患者に施灸を行なうと良
　　　　　い。

中脘　＝　胃経の募穴である。胃痛や胸やけ、胃部の膨満
　　　　　感、あるいは逆流性食道炎等に本穴の軽い瀉法
　　　　　を行なうと良い。

巨闕　＝　心経の募穴になっている。
　　　　　多汗・冷汗、息切れや胸部痛が有る場合に本穴
　　　　　を補うと良い。

膻中　＝　心包経の募穴である。神経過敏、あるいは感情
　　　　　の動揺や精神不安等の症状が有る場合に、本穴
　　　　　に補法を行なうと良い。

華蓋　＝　肺の別名を「五臓の華蓋」と言う。したがって
　　　　　肺経虚証の患者で感情の動揺や精神の不安定、
　　　　　あるいは過敏性が見られる場合に本穴を補うと
　　　　　効果が有る。
　　　　　脾経虚証や心包経の虚証では膻中穴を用いるが、

　　　　膻中穴は肺経とは相尅となるので、その代りと
　　　　して華蓋穴を用いるのである。
　承漿　＝　顔面神経麻痺や眼瞼下垂、あるいは眼瞼痙攣な
　　　　ど、顔の諸症状に対しては本穴の補法を行なう
　　　　と効果的である。

　以上のように、任脈上の経穴もその用法は極めて多彩な使い
方ができるのである。

八髎穴の使い方

　八髎穴は骨盤内臓の疾患に関する症状に非常に重宝である。
まず子宮頸癌の例を2人紹介しよう。

　Aさんは昭和47年8月生れの女性である。
　子宮頸癌と診断されて放射線治療を受けた。再発予防の意味
で当院を訪れた。
　この人は心包経虚症で体格は肥満型である。
　癌は陽虚症であるから、背部の灸を行なう事にする。
　使用した穴は陽関穴と左の下髎に7壮ずつ施灸を行なう。半
年毎の経過観察でも再発はしていないと言う。

　次にBさんは昭和46年4月生れの女性である。
　同じく子宮頸癌の疑いが有るが、西洋医学的な治療は何も行
なっていない。
　この人は腎経虚症の体質であったから、使用したツボは左腎
兪と下髎であり、週に1回の治療で半年毎に病院の診察を受け
ているが、特に問題を指摘される事はない。

　次は子宮頸癌以外の患者で、Ｃさん、昭和36年3月生れの女性である。

　55歳の時に脳梗塞を患い、手足の麻痺は幸いにして治ったが、現在でも尿もれは治っていないと言う。

　この人は素因症が肺経虚症になっていたので、尿もれの治療は陽関穴と右の中髎穴の施灸を行なう事にした。

　週1回の治療で4ヶ月後には、尿もれが大分治まっていると言う。

　最後は昭和45年7月生れのＤさん。

　子宮内膜症のため、月経痛がかなりひどいと言う。

　診るとこの人は腎経虚症になっているので、左腎兪と同下髎に施灸を行ない、週1回ずつの治療で主訴は軽快している。

　このように器質的病変は左側に、また機能的な病変は右側に治療を行なう事で主訴は軽快するものである。

　なお左右の選び方については「右は気を治し、左は血を治す」の項（p.71）を参照されたい。

下の合穴　①

下の合穴とは『霊枢』の「四時気篇」に紹介されている穴で、手の三焦経の腑病の治療穴を意味する。

手の三焦経の場合、その経脈のみでは同名の腑病の治療を行なう事ができない。大腸も小腸も下焦に属する腑であり、手の陽経から下焦の症状を治療する事はできないからである。そこで考えられたのが下肢に有る穴を用いて大腸と小腸の症状を治療するという方法である。

そのような目的で用いられる穴を俗に「下の合穴」と呼んでいる。

大腸経の下の合穴は上巨虚であり、小腸経の下の合穴は下巨虚である。『霊枢』ではこれを「巨虚上廉と巨虚下廉」という言い方をしているが、これは現在の上巨虚と下巨虚に当るのである。どちらも下痢や便秘の際に補瀉を使い分けて用いる。

下痢は虚の症状なので補法を行ない、便秘は実の症状なので瀉法を行なう訳である。

左側の下腿前側を探ってみると、上巨虚または下巨虚のどち

らかが陥下しているので、そこを治療穴とすれば良い。

　なお、肺経虚証と腎経虚証では、補法を行なう時は下巨虚に
行ない、瀉法を行なう時は上巨虚を用いる場合が多い。また肝
経虚証と脾経虚証では、補法に用いるのは上巨虚で、瀉法に用
いるのは下巨虚になる事が多い。
　その使い分けは五行論的な合理性に基づくものであり、実際
の穴の反応でもそうなっている場合が多いものである。

下の合穴　②

<ruby>下<rt>しも</rt></ruby>の<ruby>合穴<rt>ごうけつ</rt></ruby>　②

　下の合穴をもう１穴紹介しよう。

　三焦の腑病には委陽穴を用いるという内容が『霊枢』の「四時気篇」に書かれている。

　三焦の腑病とはどのようなものを意味するのかというと、具体的な症状は尿閉と失禁である。

　三焦は水分代謝を<ruby>主<rt>つかさど</rt></ruby>るとされている。したがって三焦が実になると尿を出せなくなり、三焦が虚になると尿が止らなくなるという症状が起る。

　古典では尿閉を「<ruby>癃<rt>りゅう</rt></ruby>」と言うが、尿閉が起った時、左右の委陽穴を比較して、硬くなっている方の委陽穴に瀉法を行なうと良い。

　例えば八十四歳になる男性患者を往診した時、「尿が出なくなった」と訴えていたので、右の委陽穴に瀉法を行ない、この患者の素因症である肝経虚証の治療として左の曲泉穴を補って治療を終了したが、翌朝になって、「夜中の２時ごろに大量の排尿

が有りました」という電話を受けた。夜中の２時と言えば、まさに肝経が旺気する時間でもある。

　また頻尿や尿失禁、あるいは尿もれには左右の硬さを比較して、軟らかい方の委陽穴を軽く補うと良い。但し、補いが過ぎて尿閉になると厄介なので、補法を行なうのは慎重に注意しながら行なわなければならない。

陰経の郄穴は
心包の虚に用いる

　肺経虚証や腎経虚証の患者であっても、心包が虚する事は有り得る。決して心包経ではない。心包の臓（形が無い）が虚するのである。

　心包虚の主な症状は、アレルギー症状の出現や、皮膚湿疹の多発である。
　もちろん精神的な動揺を抱えている場合も有り得る。

　そのような時に、孔最穴や水泉穴、あるいは中都穴などを取穴して補うのである。

下三陰交について

　古典のどこにも書かれている訳ではないが、膀胱炎になった時に、右の三陰交穴の下方1寸の所に虚の反応が現れる。

　この点を筆者は「下三陰交」と呼んで治療に用いている。

　右の下三陰交に対して補法を行なうと、膀胱炎の治りが良い。これを特効穴として覚えておくと、必ず役に立つ。

　なお、左側の下三陰交に反応が出ている例を筆者は見た事がない。この事は膀胱炎の症状が気の変動として起っている証拠ではないかと考えられるのである。

後跳穴について

　後跳穴も古典に書かれている訳ではない。

　股関節痛の特効穴として筆者が名付けた穴である。

　部位は臀皺壁の外端の位置に取る。

　患側の後跳穴に対し、1壮または3壮の施灸を行なうと、股関節の痛みが楽になる。ぜひお試しをいただきたい。

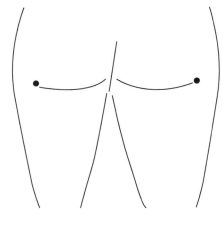

後跳穴の位置

　なお、1壮または3壮の施灸は瀉的にはたらくので、同側の遠道刺との併用は適さない。本穴だけの施灸で充分効果を上げる事ができる。

兪募の選穴は
素因証に従う

　「病名治療をしてはいけない」という事は、兪募穴の治療を行なう際に最も重要な条件となる。
　「素因証」というのは、その人その人が持っている本来の体質と言えるものであり、普段の陰経虚証がそれに当る。

　例えば、乳癌と肺癌の西洋医学的な治療を受けた患者のアフターケアーとして施灸などの治療を行なう場合、肺兪に治療するとは限らない。
　筆者の治療室での経験では、上記のような患者であっても、灸をすえたのは左の厥陰兪であった。
　また、人工透析をしている患者であっても、腎経虚証とは限らない。
　勿論、腎経虚証として、腎兪に施灸を行なった例も有ったが、人工透析を受けている患者でありながら、左の脾兪に施灸した方が結果の良い患者も居た。

　以上の説明からもお分りのように、兪穴や募穴を選ぶ際にも、その人特有の素因症に従って選穴を行なう必要が有るのである。

　西洋医学的な病名を頼りに選穴を行なうと、治療を誤る可能性も決して少なくない。それ故に、兪穴や募穴を選穴する場合においても、鍼灸医学の法則に従って治療穴を選ぶべきなのである。

確かな取穴は
脈を診て取れ

　「○○から何寸」という取穴法は学生の時だけで良い。

　臨床家になったら、脈が変化する所を探す必要が有る。いくら寸法が合っていても、脈が変化しない所はツボとしての意味がない。

　圧痛点もそうである。その圧痛部位を押してみても、脈が変化しなければ治療点とはならない。頭で覚えた寸法にこだわるのではなく、治療点を脈に教えてもらうのである。

遠道刺について

　遠道刺とは
『霊枢・官鍼篇』の九変に応ずる刺法の第二番目に書かれている方法である。瀉法で用いる。

　　二ニ曰ク。遠道刺。
　　遠道刺トハ病_{やまい}上ニ在レバ
　　之ヲ下ニ取ル。
　　腑ノ兪ヲ刺スナリ。

と書かれている。

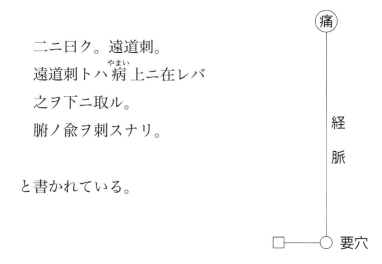

　遠道刺は痛みの治療法として最も基本的な方法であり、臨床的にも多く用いて有効な刺法である。

偶刺について

　偶刺とは『霊枢』に「心痺を治す」と書かれている。

　「官鍼篇」の中の十二節に応ずる刺法の１つである。

　具体的には前に１本置鍼、背部にも１本置鍼すると有るが、現代風に言えば、募穴と兪穴を共に刺鍼するという方法と考えて良い。

　例えば肺経虚証の胸部痛の場合、左の中府と、同じ左の肺兪を両方取穴して補法を行なうという方法である。

　この方法は肺経虚証や腎経虚証など、直接心兪を取穴できない場合に用いる。

　なお左の中府穴は右魚際穴と非常に相性の良い穴である。

　やむを得ず置鍼する場合は、前後どちらも針を地平にすると良い。『霊枢』にもそのように書かれている。

斉刺（三刺）について

斉刺とは『霊枢・官鍼篇』の「十二節に応ずる刺法」の１つ。

　　まず痛む所に鍼を刺入する。
　　次にその両傍に１本ずつ刺入する。

　この方法は「寒気の小にして深き者を治す」と有る所から、仲々治らない冷えを治す方法と考えられる。

　三刺は背部の古い痛みに用いると良い。

毛刺について

　毛刺とは『霊枢・官鍼篇』の「九変に応ずる刺法」の七番目に書かれている方法である。

　原文には「皮膚の浮痺を刺す」と有る。

　皮膚の浮痺とは現在の「蟻走感」のようなものと考えられる。

　毛刺と言うから、極浅く、無数に刺すという意味であろうと考えられる。

　なお、毛刺についてもできる限り痛みを与えないように注意して刺鍼・接触鍼を行なうべきである事は言うまでもない。

灸は壮数
鍼は呼吸数

　いかに軽刺激とは言っても、刺激量の加減はしなければならない。

　現代では昔のような焼灼灸は仲々できるものではないが、たとえ台座灸であってもその壮数によって刺激量の調節はできる。

　台座灸の場合、1壮または3壮は瀉法として作用し、5壮以上は補法となる。補法を目的とする場合は施灸点が発赤する数を限度とする。

　刺鍼の場合は刺鍼中の患者の呼吸数を数えながら、その呼吸が深く大きくなるところを限度として抜き去ると良い。

　灸の壮数も刺鍼の際の呼吸数も必ず陽の数である奇数を用いるのが原則である。
　奇数を用いる理由は、治療目的そのものが陽の結果を得るためなのである。

各 論

かくろん

素因証について

　各論では「素因証」という言葉を時折使わせていただくが、それはその人その人が最もなり易い陰経虚証という意味である。

　陰経虚証だけなら術者が馴れていれば比較的捉え易い。けれども、陽実証や陽虚証になると、症状の苦痛ばかりが目立って、同時に存在する陰経虚証が分りにくくなる。

　「虚証」と言うからその陰経が弱いように思うかも知れないが、そうではない。

　例えば肝経虚証の人は、普段から肝経をより多く活動させているから、他の陰経よりも肝経が疲れ易い（虚になり易い）という意味である。

　この事は一年の各季節の五臓の旺気でも同じ事である。

　やはり春は肝が旺気する季節であるから、肝が盛んにはたらいて春の終りころには肝が疲れて虚し易いという意味になるのである。

　従来から素因証には、肝経虚証・脾経虚証・肺経虚証・腎経虚証の４種が知られているが、近年は心包経の虚証も決して少なくない。

　例えばアトピー性皮膚炎の患者はそのほとんどが心包経の虚

証である。

　また陽経実症の患者の中には、陰経を補うと返って一時的に症状を悪化させる場合もあるので、注意が必要である。

　陽経虚症になると、手足からのいわゆる本治法ではなく、背部兪穴に施灸を行なう方がより効果的である。

　前述のアトピー性皮膚炎においても、左の厥陰兪の施灸が非常に有効である。

　このように陽経の実や内臓疾患などが陰経虚証と同時に存在する状態になると、陰経虚証が分りにくいので「素因証」という言葉を使うのであるが、重要な事はたとえ病が重症化しても、その人特有の陰経虚証に従った治療を行なわないと、病気は治せないという事である。そのために、その人特有の素因証を知って、それに基づいた選穴が必要になるのである。

頭痛の治療

1. 急性の頭痛

急性の頭痛に対しては、「遠道刺」（p.154 参照）という方法で治療を行なう。

急性の頭痛は足の三陽経の変動による場合が多いので、何経の変動による頭痛であるのかを確認する。

   A 足の太陽膀胱経

     鼻塞や悪寒、あるいは項の強（こわばり）を伴う。発熱を伴っている場合も有る。

   B 足の少陽胆経

     多くは偏頭痛の形をとる。

   C 足の陽明胃経

     顔色は少し赤味を帯び、耳は温かい。悪心を伴う場合も有る。

変動の有る経脈が確認できたら、該当する経脈の足の要穴に

触れて圧痛を探して、圧痛が見つかったら、その穴に瀉法を行なえば良い。

多くは原穴や絡穴、あるいは郄穴などに圧痛が現れているので、その穴が治療点となる。

2. 慢性の頭痛

多くは何らかの基礎疾患が有るので、それぞれの疾患の治療を行なうのが先訣である。

慢性頭痛の場合、腰部や仙骨部などの督脈や八髎穴のいずれかに補法を行なう事により、軽快する事もある。

3. 眼精疲労の場合

天柱穴や天容穴などの補法を行なう事により、頸部のこりを解消する事で軽快する事が多い。

五十肩
左は心包
右は筋の変動

　五十肩の痛み方には右と左で明らかな相違が有る。

　右の五十肩は主に運動痛が特徴であり、動かさない限り、大きな苦痛はない。右の五十肩の多くは、筋の変動による痛みだからである。そのために、動作時の痛みがその特徴となるのである。

　それに対して左の五十肩は心包の変動による痛みが多いので、自発痛が強いという特徴になり易いのである。特に夜中から明け方にかけて、痛みのために不眠の原因となる場合も少なくない。
　勿論、動作時の痛みも更に大きな苦痛となるが、じっとしていても苦しいのが左五十肩の特徴なのである。

　右五十肩の治療には、後腋という穴が有効である。
　後腋は『杉山真伝流』という本に紹介されている穴で、右の上腕を脇に付けた時にできる後腋窩線の先端に取穴すれば良いのである。

　一方左の五十肩に対しては肩貞や天髎などの穴を、それぞれ
変動の有る経の種類に従って用いるのである。

　心包の変動という事は、左の五十肩に対する刺法は、あまり
深く刺さない方が良いという意味でもある。

　なお五十肩の治療においても、局所の治療だけでなく、同側
の上肢と下肢を使って、陽明経同士、少陽経同士、あるいは太
陽経同士の組み合せによる遠道刺も忘れてはならない。

胆経の変動による
腰痛・背部痛

　陽明胃経の変動による腰痛と同様、少陽胆経の変動による腰痛も、比較的には決して少なくない。

　少陽胆経の変動による腰痛は次の二点である。

（1）明らかに片側的に起っている腰痛は少陽胆経の変動である。

（2）寝返りにより激痛を訴える腰痛も少陽胆経の変動である。

　このように、少陽胆経の変動による腰痛はその特徴が比較的明瞭で分り易い。

　その治療法はまず患側の丘墟や外丘、光明、あるいは陽陵泉などの中から最も圧痛の強い穴を探し、そこに瀉法を行なうのである。

　稀に足の臨泣穴に圧痛が出ている場合も有る。

　それだけでは不充分な場合、同側の少陽経同士を組み合せて瀉法を行なう場合も有り得る。

　例えば痛みのある側の丘墟と外関を組み合せて瀉法を行なう

とか、あるいは陽陵泉と陽池、外丘と三陽絡など、同側の少陽
経同士を組み合せて瀉法を行なうと、より効果的な結果が得ら
れる場合も有る。

　言うまでもなく奇経の治療でよく使われる外関と臨泣という
組み合せも少陽経同士に属する穴である。それと同様の考え方
で、少陽経同士の穴を組み合せる事により、より大きな効果を
発揮する事ができる場合も有るのである。

　なお奇経療法の場合は、外関と臨泣を左右に振り分けて、斜
差の形で取穴する場合も有る。

　なお痛みの有る局所の処置は、胃経の変動による場合と同様、
ごく浅い補法を中心に行なっておくと良い。

胃経の変動による
腰痛・背部痛

　腰痛や背部痛を訴える患者にとって、太陽膀胱経の変動が多いかというと、意外とそうではない。

　一見すると膀胱経の流注領域に起る痛みのように思えるが、それには痛みの深さの問題が隠れているので、実際には胃経や胆経の変動による場合が少なくない。

　胃経の変動による腰痛や背部痛の最大の特徴は、動作の始めに激痛を感じる点である。

　静止している限り、大きな苦痛は感じないが、起き上りや立ち上ろうとする時、あるいは歩き始めの際に激痛を感じる。

　けれど、数メートル歩いてしまうと、比較的楽に歩けるようになるものである。

　陽明胃経の痛みであるから、どこが痛いのか分らないような痛みである事が多い。

　とにかく、動き始めに痛いのが胃経の変動による背部痛や腰痛の特徴である。

　このような痛みの治療法はどうするかというと、両下肢の外

三里、豊隆、衝陽などの穴の中から圧痛の最も強い穴を探して、そこに瀉法を行なう事である。

　圧痛が強いという事は、左右の同じ穴を比較してみて、その差が最も大きい所が圧痛点となる。当然瀉法を行なうのは、圧痛がより強い方の一側だけで良い。

　上記の穴の他、陥谷穴や解谿穴も確かめてみると良い。

　なお圧痛が不明な場合は、脈を診ながら、これらの穴に触れてみて、最も脈の変化が大きい穴を瀉法の対象とすれば良い。

　局所的な処置としては、陽関穴の補法や腸骨稜周囲の浅い補法を行なっておくと良い。

　痛みが深いという事は、局所には浅い補法が適するという意味である点を理解してほしい。

膀胱経の変動による
腰痛・背部痛

　その流注領域から見て、膀胱経の変動による腰痛は比較的多いように思うかも知れないが、意外にそうではない。

　膀胱経の変動による腰痛の原因は明らかに寒冷の邪によると考えられる場合が多い。

　胆経や胃経の変動による場合と比較して、その特徴を捉える事は簡単ではないが、次のような点を知っておくと良い。

（1）腰の前屈により激痛を訴える。
（2）左右どちらかの膝から下が冷たくなっている例が多い。

　このような特徴を確認できたら、崑崙や金門、あるいは京骨穴などの圧痛を探してみる事である。

　そうして最も圧痛の強い穴に瀉法を行ない、腰部や仙骨部に対しては浅めの補法や温熱療法などを行なう事により、痛みは軽快するものである。

　ここまで足の三陽経の変動による腰痛についてその特徴と治療法を述べてきたが、いずれの場合も該当する経の処置を終ら

せた後、脈を診ながらその人その人の体質に合った陰経の五行
穴を一穴選んで、そこに補法を行なっておくと完璧である。

　なお陰経の穴を加えると、即効性というよりは効果の現れる
時間帯が遅くなったりする事も有るので、その点については予
め患者にその旨を告げておく必要が有る。
　陽経の治療だけよりも、陰経の穴を加える場合の利点は、治
療効果が長持ちするという反面、効果の現れる時間帯が遅くな
るという特徴が有る点を術者自身が普段から理解しておく必要
が有り、患者にもその意味を教えておく事が必要である。

陰経虚症の腰痛

　これまでに述べてきたような陽経実症ばかりでなく、陰経虚症にも腰痛は起り得る。陽経実症のような激痛はないが、陰経虚症の腰痛には各々の特徴が見られる。

　ここではそれらの特徴について述べる。

　まず、最も腰痛を起し易い陰虚症は腎経虚症であろう。

　普段から腰が重いとか、朝方かなり強い腰痛を感じるが、昼近くになると楽になるといった特徴が有る。

　季節的な変化としては、春先に腰痛を起し易いという特徴も有る。

　また肝経虚証では腰部の伸展時に痛みが強く、腰を屈曲すると痛みが楽になる傾向が有る。

　季節的な変化では毎年４〜５月ごろにかけて体調を崩し易いのが肝経虚証の特徴である。

　肺経虚証の腰痛はこれと逆である。

　腰を伸展すると楽になり、屈曲すると痛みを増す傾向が有るのが肺経虚証の特徴である。

　季節的にも、肺経虚証の患者は毎年、10 月ごろから、12 月ごろにかけて体調を崩し易い傾向が有る。

　では脾経虚証はどうかというと、脾虚の腰痛は下半身の倦怠感が強く、同じ姿勢をとっていると辛くなる傾向が有る。
　毎年 5 月・8 月・11 月、そして 2 月ごろの土用明けに体調を崩し易い。また両下肢の浮腫が現れ易いのも脾経虚証の特徴である。

　なお、心包経の虚による腰痛はストレスとの関係が強く、気分によって変化し易い。

　一般的に言って、陰経虚症による腰痛はあまり激しい痛みではなく、気分的な影響により、軽くなったり、あるいは忘れてしまう事も有るので、まずはストレスを和らげる事を考える事が大切である。

坐骨神経痛について

　坐骨神経痛はその位置関係から太陽膀胱経の変動と考える人は少なくないが、意外とそうではない例が多い。

　寒冷の邪が胆経に入ったり、あるいは湿邪が胃経に入って起る例が少なくない。それ故に、臀部の深い所が痛むという場合が多い。

　仮に、膀胱経の痛みだとすると、膝から下が冷えるという訴えが多くなるが、胆経や胃経の痛みになると、痙直感やしびれを伴う例が多い。

　胆経に寒冷の邪が入ると大腿後側や下肢外側に強い痙直感が現れる。

　また胃経の実では膝から下のしびれ感や立ったり座ったりの動作が痛みのために障害される例も見られる。

　このように坐骨神経痛というのは、意外に深い所の痛みとして起っている場合が多いので、胃経や胆経の要穴から反応点を見つけてそれらの経穴に瀉法を行なうと、良い結果が得られる事が多い。

　なお、痛みの有る局所に対しては、決して深いはりをしては

いけない。

　痛みが深部に有るという事は、浅い所が虚になっているという事である。だから痛みの有る局所に対しては、極々浅い補法が適しているのである。

　自然治癒力・回復力を高めるためには、膝から下に有る要穴の中から最適の反応点を探して、そこに瀉法を行なうだけで良いのである。

　なお近年は瀉法の代用として、円皮針を用いるのも良い方法である。

股関節痛について

　股関節の痛みは男性よりも圧倒的に女性に多く見られる症状である。男性に見られるのはスポーツ等によるアクシデントが多い。

　経脈の変動としては患側が胆経の実になっている例が多い。稀に胃経の実になっている場合もある。

　多くは体重をかけた時に股関節に痛みを感じる。

　治療法は、下腿部や足部の要穴に圧痛を求めて遠道刺を行なっても良いが、それよりも、股関節痛には患側の後跳穴に灸を行なうのがより効果的である。

　後跳穴は筆者が見つけた穴で、古典には書かれていない。

　後跳穴とは臀皺襞、すなわち臀部と大腿後側部を分ける皺の外端に取穴するのである。

　この後跳穴に対し、施灸を行なうとより効果的である。

　壮数は１壮または３壮が良い。

　灸の３壮以下は瀉法になるので、この方法を用いる場合は遠道刺との併用はしない方が良い。

　後跳穴の施灸だけで充分に股関節の痛みは軽快するものである。

膝関節痛について

　近年は高齢化と生活様式等の変化により、年毎に増加している症状の１つである。その多くは変形性膝関節症による痛みであるが、稀にはスポーツ等の外傷による後障害として見られる場合も有る。

　それらの特徴は、階段を昇る時よりも下る時の方が辛いと訴える事である。

　中には半月板等がすり減っている例も有るので、完治させる事は難しいが、治療によりある程度疼痛を和らげる事は可能である。

　経脈の変動としては胃経の実になっている例が最も多い。腰痛や坐骨神経痛などでは、より痛みの強い方が胆経の実になっている例が少なくない。けれども膝の痛みに限って言えばより痛みの強い方が胃経の実になっている場合が少なくないのである。

　治療法は、胃経の実になっているとしたら、その側の豊隆・解谿・衝陽あるいは外三里や陥谷等の穴を触れてみて、最も反応の強い所に瀉法を行なう事である。

　また胆経の実になっている場合は光明・外丘・丘墟、あるい

は臨泣や陽陵泉等の穴を触れてみて、反応の強い所を探してみると良い。

　なお両側に痛みが出ている場合には胃経と胆経を左右に振り分けて瀉法を行なうと良い。右と左は陰と陽の関係になっているので、左右の同一経が実になるという事は有り得ないからである。

足関節痛について

　足関節の痛みの中では圧倒的に足関節の捻挫が多い。捻挫の痛みは胆経の実として見られる例が最も多い。これは足関節の構造上の問題と考えられる。

　捻挫の初期は冷湿布や鑱鍼等によって局所を冷やす処置が良い。

　受傷後48時間以上経過すると、経脈に反応点が現れるようになるので、外丘や光明、あるいは丘墟などの穴の中から、圧痛の著明な穴を探して瀉法を行なうと痛みを軽減させる事ができる（いずれも患側）。

　1週間を過ぎても痛みが去らないような側では冷湿布ではなく、局所を温める方が良い。局所を温めるのはあくまでも、表面に熱を感じなくなってからの事である。

　なお捻挫の初期には、何らかの固定法を併用した方が回復を早める事ができる。

　捻挫以外では、リウマチや痛風によって足関節痛を起す場合が有る。痛風では右の地機に補法を行なうのが良い。

　リウマチでは胆経実でなく、胃経の実として見られる例が多いので、反応点としては同側の外三里や豊隆、あるいは衝陽や解谿などの穴の中から瀉法の穴を探してみると良い。但し、治療の度毎に使用穴が異る事も多いので、常に初診のつもりで選穴を行なう必要が有る。

転筋について

　転筋とは腓腹筋痙攣などを意味する古典の用語であるが、腓腹筋とは限らず、他の筋にも起る。

　原因は多くの場合「寒湿の邪」によるものと考えられるが、時によっては、過食や老化、あるいは過労などが引き金となっている場合も有る。

　寒邪は太陽膀胱経に入り易く、湿邪は陽明胃経に入り易い。したがって治療に当ってはこの二経を左右に振り分けて、それぞれに瀉法を行なうと良い。

　例えば、左の腓腹筋痙攣が有ったと訴える患者が居たとすると、右の豊隆と左の金門などの穴を組み合せて、それぞれに瀉法を行なうと、再発の予防と筋肉痛の軽減に効果が有る。勿論選穴に当っては、脈診によって最も効果的な穴を探すと良い。

　たとえ下肢のどの部分に起っても、痙攣による諸症状の軽減には、陽明胃経と太陽膀胱経の組み合せを用いるのが最も良い。

痛風の痛みは
地機の補法で

　この方法にはこれまでに述べてきた原則と異る事が３点有るので、一種の特効穴治療として覚えてほしい。

　まず痛みの治療でありながら陽経を使わずに陰経を使うという点が１つ。しかも瀉法ではなく補法を用いるという点も原則と異る。

　また３点目は「右は気を治し、左は血を治す」という原則にも反しているという事である。

　ご存知の通り、痛風は一目で分るように赤く、大きく腫れる例が多い。これは明らかに血の変化であるのに、左ではなく右の地機を用いるという点がこれまで申し上げてきた原則とはまるで異っている。

　けれども、たとえ急性期であっても、右の地機に補法を行なってみると、これが実に良く効くのである。

　したがってこの方法は理論的にどうのこうのと言うよりも「痛風に右の地機の補法」という１つのパターンとして知っておくべきではないかと思う。

腹痛に
腹を刺すべからず

　いかなる腹痛であっても、直接腹部に刺鍼すべきではない。腹部を直接刺鍼しても、悪化させるだけである。

　それが、もしも便通によって改善されるような痛みであれば、左下肢の胃経に刺鍼を行なえば良い。

　またそれが胃痛であれば、背部の硬結を目当に、胃兪などの瀉法を行なえば良い。

　また胆石や胆嚢炎などによる痛みであれば右下肢の胆経や背部の胆兪などに圧痛や硬結があるはずである。

　それが冷えによる原因であったとしても、腰部や下肢の陽経に治療点を求めれば良い。

　とにかく腹痛を訴える患者の腹部に直接刺鍼しても、何も良い結果は得られないのである。

虚痛と実痛

　痛みの中にも虚性の痛みと実性の痛みの区別が有る。したがって、どんな痛みでも瀉法で治せるという訳ではない。痛み方に虚実の違いが見られるのは、次のような３つの要因が有るためである。

　　A．発症から現在までの時間的経過。
　　B．痛みの有る部位の深さ。
　　C．患者自身の体力の強さ。

　Aは新しい痛みほど実の性質が強く、時間が経過した痛みほど虚の性質が強くなる。

　またBは浅い痛みほど実の性質が強く、深い部分の痛みほど虚の性質が強くなる。

　つまり、内部は実であっても、表面は虚の部分で覆われているからである。

　一方Cでは若い人ほど実性の痛みが多く、年齢が高くなるにつれて虚の性質が強くなるからである。

　これらの要素を考え合せると、表面からは虚性の痛みと実性

の痛みの区別をする必要が出てくるのである。

　虚痛と実痛の鑑別点は次のような内容である。

　実性の痛み　＝　温めたり、撫でたりすると悪化する。

　　　　　　　　　触られる事を嫌う。

　　　　　　　　　炎症性・陽性の痛みである。

　　　　　　　　　陽実症の初期に見られる。

　　　　　　　　　局所に刺鍼するよりも、離れた所から治療
　　　　　　　　　を行なった方が良い。（遠道刺など。）

　虚性の痛み　＝　陰性の痛みであり、触られる事を好む。

　　　　　　　　　局所を温めたり、撫でたりすると痛みは軽
　　　　　　　　　快する。

　　　　　　　　　局所は大抵冷たくなっている。

　　　　　　　　　痛む場所が変化し易いのは陰経虚症の痛み
　　　　　　　　　であり、痛む所が決っていても温めると軽
　　　　　　　　　快するのは陽経虚症の痛みである。多くは
　　　　　　　　　浅い補法により、痛みは軽快するものであ
　　　　　　　　　る。

喘息の治療

　喘息は発作的に起る呼吸困難であり、原因は一種のアレルギー反応と考えられる。

　東洋医学的な言い方をすれば、痰飲（水毒）と熱（火）の作用によるものである。

　鍼灸の治療でその発作を止めるには次のような方法を行なうと良い。

　喘息の応急処置としては大腸経と三焦経を組み合せて、軽い瀉法を行なうと治まり易い。

　例えば左右どちらかの温溜穴とその反対側の三焦経、例えば陽池穴や三陽絡、あるいは外関穴などの中から反応の強い穴を選んで、適宜瀉法を行なうと良い。

　稀にはその二経に加えて、胃経を組み合せる場合も有る。陽明経同士を組み合せて用いる場合は、左右に振り分けて、陽明経を斜差（すじかい）の形で用いると良い。

　例えば右豊隆穴と左温溜穴を組み合せたり、あるいは右衝陽穴と左合谷穴を組み合せて瀉法を行なうといった方法が有る。

　喘息の治療においても、他の症状の治療と同様、脈がよく締る穴を確認しながら使用穴を選ぶと良い。

　上記のような治療の後、第二段階として左の治喘穴に軽い瀉法を行ない、更に第三段階として右心包経の大陵穴や郄門穴などに対して補法を行なうと完璧である。

　なお、このような方法は嗄声にも応用する事ができる。

糖尿病に
脊中穴の灸

　脊中穴に施灸を行なう事により、HbA1c の値を下げる事ができる。この傾向は、脾経虚証の患者に最も著明であるが、それ以外の証であっても若干の効果は見られる。

　HbA1c を下げ過ぎると、フレール（機能不全）が起るという説も有るので、糖尿病の患者では、HbA1c 7.0 を目標にしておく方が良いようである。

　昭和 40 年生れの A さん（男性）は、HbA1c が 10.6 まで上昇したが、脊中穴と左脾兪の施灸を数回行なっただけで、9.6 となり、更に数ヶ月同様の施灸を続ける事により、HbA1c 7.4 にまで下降している。

　治療は週 1 回で、使用したのは、台座灸を 7 壮ずつである。

　昭和 31 年生れの B さん（女性）の場合は HbA1c が 9.9 有るというので薬剤師に紹介されて当院にやってきた。

　この人は素因証が肝経虚証であったために、脊中穴ではなく筋縮穴と左の肝兪に同様の施灸を行ない、2 ヶ月後には HbA1c が 7.9 にまで下がっている。

　治療は週に1回ずつで、やはり台座灸を1回に7壮ずつ使用している。

　治療はその後も継続中である。

　2例目は証が異るため、脊中穴ではなく筋縮穴への施灸となったが、部位的にはさほど離れている訳ではない。

　いずれにしても脊中穴付近の穴に施灸を行なうと、ランゲルハンス氏島の活動を高める事は確かである。

　またある固定した智識ではなく、素因証の違いによって選穴を変える事も時には必要である。

関節リウマチは
脾の臓病

　東洋医学用語では関節リウマチを「歴節風（れきせつふう）」と言い、痛風を「核膝風（かくしつふう）」と言う。

　急性・慢性を問わず、手足の関節に炎症を起し、変形を来す疾患は、脾の臓病と見る事ができる。名前の示す通り、風邪が脾の臓に及んだ結果であり、痛む所が変化し易いという意味でも風邪の特徴である事が理解できる。

　五臓の色体表には「四肢は脾の主り」となっている。したがって関節の病気は骨の変動ではなく脾の病変と見るべきなのである。風邪が強ければリウマチとなり、熱邪の性質が強ければ痛風となる。

　ちなみに風邪が骨に入った病変は壊疽となり、熱邪が入れば骨髄炎となり、湿邪が入ればくる病となり、寒邪が骨に入ると「萎え（な）」という症状を起して立つ事ができなくなる。
このように考えると、関節の病気と骨の病気は東洋医学的には別物である事が分るのである。

朝起きて
まぶた重いは
脾経の虚

　肌肉の虚（浮腫）は脾経虚証の特徴の一つとはなっているが、腎経虚証でも下肢の浮腫を認める事は有り得るので、下肢の浮腫だけを見て脾経虚証と決定する事はできない。

　けれども腎経虚証には見られない浮腫の形が有る。それが標題に挙げた眼瞼の浮腫である。

　「朝方、まぶたが重い」と訴える患者が居たら、それは脾経虚証と考えて良い。

　「足がむくみ易い」という症状は確率的には脾経虚証が多い。けれども腎臓疾患や心臓疾患が必ず脾経虚証とは限らないので、脾経虚証の浮腫の特徴をもう少し詳しく書いておこう。

　普段下腿部がむくみ易いという症状は確かに脾経虚証が多い。しかしその浮腫は内踝と外踝を越えて足部には及ばないのが脾虚証の浮腫である。

　下腿部だけの浮腫であるなら、何らかの運動を行なう事によって解消できる。

　けれども、足背部にまで及んだ浮腫は明らかに内臓疾患の結果として表れているので、運動を薦めるのは危険である。

　足部の浮腫は心臓や腎臓の疾患のみならず、腹部内臓の癌な

どの存在によっても起り得る。それ故に足背部の著るしい浮腫を見つけた場合は、速やかに医師の診断を薦なければならない。

　要するに下肢の浮腫を判断する場合、内踝と外踝を越えるか越えないかによって、運動不足か病的かの区別ができる。
　たとえ下腿部がむくんでいても、内踝と外踝よりも上だけであるならば、脾経虚証の可能性が高いのだが、その場合でも「朝起きた時にまぶたが重い」という症状を決定条件にした方がより確実である。

気分で血圧
乱高下
脾経虚証の１タイプ

　俗に「白衣性高血圧」という言葉が有る。医者の顔を見ただけで血圧が高くなってしまうが、平常時はそんなに高くはない。そこが本態性高血圧とは明らかに異る点である。

　このような患者の治療は督脈と右の脾兪を補って、正気を引き下げておく事が大切である。

　本態性高血圧では手足の陽経を用いて血圧下降を図るが、異常な血圧でない限り、督脈の陽関穴や八髎穴などと脾兪とを組み合せて補法と行なえば良い。

　なお、最高血圧が190mm/hgを越えているような場合は、陰経実症になっている場合も有るので慎重に見極める必要が有る。なお陰実症の高血圧は悪寒を伴う事が多いので分り易い。

せき・くしゃみ
遺尿を伴う
脾経の虚

　脾経虚証の中でも、比較的体力の弱い、虚性の体質に見られるのがこの症状である。

　咳やくしゃみの際に少しだけ尿が漏れる。その症状を聞くだけで脾経虚証と決定できる。

　このような症状は脾経虚証の中でも陽虚症に属するので、手足への刺鍼はできるだけ少なくして、脾兪や陽関、あるいは八髎穴などの中から適宜選んで、補法を中心に治療を行なうべきである。

　このような患者には生野菜と冷たい飲食物は絶対に禁物である。

　中焦の虚でなおかつ下焦も虚しているので、下焦を温め、補うような治療が大切である。その意味では刺鍼を行なうよりも施灸をより多く取り入れるべきである。

脾経虚証と督脈

『素問・金匱真言論』の中に「脾ハ陰中ノ至陰」と書かれている。
陰中の陰は腎であるはずなのに、何故脾は陰中の至陰なのか？
まずその理由を考えてみると、脾と督脈との関係が理解できる。

脾は土性の臓器に属し、地中からの陰気が固まった食物を消化する役割を持っている。

食物は非常に陰気の強いものであり、それを体内で活動する陽気に変える作用を持っている事から「至陰」という言葉を使ったものと思われる。

このように強い陰気と関る脾の経には強い陽気を与える必要が有る。そのためにできる事は治療で督脈を応用する事である。

同じ脾経の変動でも、症状によって上焦・中焦・下焦の区別が有る。したがって応用する穴は1ヶ所ではない。

まず脾経虚証で上焦の症状が有る場合は瘂門や霊台を補う。

同様に中焦の症状が有る場合は糖尿病の所でも述べたように脊中穴を用いて補うと良い。

　このように「陰中ノ至陰」という言葉の意味はその役割にお
いて強い陰気と関るために、治療においてはその強い陰気を弱
めるような強い陽気を与える必要が有るという意味を含んでい
るのである。

　但し陽気を与えるといっても、手足の三陽経を補うのでは十
二経脈同士のバランスを崩す恐れが有る。そこで陽経脈の代表
である督脈の中の穴を補うのが最も安全で確実な方法と言える
のである。

脾経虚証で
腎臓病の例

　腎臓病だからといって、必ず腎虚証になっているとは限らない。

　昭和37年5月8日生れの女性の場合を紹介しよう。

　彼女は慢性腎炎を持っているので、はじめは左腎兪に施灸を行なっていた。

　しかしクレアチニンの値は下がらず、結局人工透析にまでなってしまった。

　ところがある時、「朝起きた時にまぶたが重い」と訴えた。

　(しまった！　彼女は脾虚証であったか！)

　そう思った筆者はそれから施灸のツボを左の脾兪に変更してみた。

　その結果、日に日に浮腫は楽になる。

　さすがに透析を終了する事はできないが、症状は明らかに改善する傾向が見られる。

　この例は病位と体質（経脈）が相尅的に異っている例だが、仮に最初から正しい治療法を行なっていたとしても、完治は難しい。

　この患者の場合、水の病を土で治療しなければならない。ま

たは、下焦の病を中焦を助けるという形で治療しなければならない。

　このような例は、症状を改善する事はできても、完治させる事は難しい。けれども、もしも治療を続ける間にうまい具合に体質が腎経虚証に変化する事が有れば、その時は完治させる事も可能である。

　この例のように病位と体質が異る症例については、素因証が変化して、病症に対して順症となる事を期待して治療を続けなければならない。

　例えばこの患者が仮に肺虚証に変化したとしても、それでも完治は難しい。上焦を補いながら、下焦の病を治す事はできないからである。

　以上のように、仮に五行的に相生関係の体質と病位の関係であったとしても、内臓疾患の場合は三焦の高さで病位と体質が一致しない限り、完治させる事は難しいのである。

手足冷え
爪まで白きは
肺虚証

　肺経は多気少血の経脈である。

　したがってその変動は気の不足あるいは気血共に虚という形をとり易い。但し肺炎は気実血虚の典型的な症状である。

　標題に挙げた症状は西洋医学的にはレイノー氏病と呼ばれる疾患の症状に近い。

　肺虚証体質で、比較的体力の弱い虚性体質の人に見られるのが上記のような症状である。

　中には手足の冷えと共に、「指がしびれる」と訴える例も有る。それも気の不足による症状である。気だけでなく血も虚になっているので、浮腫のような症状は起らない。ひたすら手足が冷えて、色も白く、場合によってはしびれも加わるという症状になるのである。

アトピー性皮膚炎は
心包の臓病

　アトピー性皮膚炎は病気と言うよりは、むしろ体質的な影響の強い症状と言うべきである。それだけに、一度や二度の治療で回復するものではない。半年から数年の時間をかけて、じっくりと治療を行なうべきである。

　治療法は、左厥陰兪の施灸が中心となる。1回の壮数は、7 〜 9壮でいわゆる台座灸でも良い。
　週に1回以上のペースで施灸を行なうと、症状が改善してくるのが実感できる。
　このようにして持続的な治療を心掛ける事が体質的な症状に対しては、必要となるのである。

逆気・湯中り
腎虚の証

　例えば、暖房の利いた部屋に居ると顔がほてってのぼせ易いとか、あるいは長い時間入浴すると湯中りを起し易いといった症状は典型的な腎経虚証体質に見られる。

　腎経虚証体質では上実下虚の症状が現れ易い。その中でも比較的体力の強い実症タイプの人に上記のような症状が見られる。

　では比較的体力の弱い虚症タイプの腎虚証ではどのような症状が見られるのかというと、腹張や朝方しばらく腰が痛い、あるいは両下肢の深部感覚がやや弱く、「地面を踏みしめている」という感覚不足のタイプも見られる。患者の言葉を借りると、「身体がふわふわする」あるいは、「足元が何となくおぼつかない」と表現する事も有る。
　もちろん下半身の強い冷えを訴える虚証タイプの腎経虚証も少なくない。

爪弱く
胸脇苦満は
肝虚証

　肝経虚証の特徴は、比較的捉えにくい場合が少なくない。

　古典には「怒り易い」と書かれている項目は有るが、心包虚でもそれは見られるので、必ずしも肝虚証の決定的な症状とはならない。

　むしろ、「目が疲れ易い」「爪が弱い」それに胸脇苦満の三つを覚えておいた方が良いかも知れない。

　胸脇苦満とは左右の季肋部の緊張が強く、術者の指が肋骨の中に入りにくい症状を言う。

　声の質は比較的明瞭な声（角音）を発する。

　また普段から尿量は少なく、便秘がちで非常に出にくいと訴える例も少なくない。

副鼻腔炎は
何の臓病？

　本書をまとめるに当り、筆者が最も悩んだのが副鼻腔炎の処遇である。

　「肺は穴を鼻に聞く」（鼻は肺の府）という意味では「肺の臓病」として処理するのは簡単である。だが、骨の中の病気を「肺の臓病」として片付けて良いものか？　その問題が、ずっと筆者の頭の中に課題として重くのしかかっていた。

　例えば耳の中の病変は、側頭骨の錐体の中に起っている病変なので、迷う事なく腎の臓病と決める事ができる。

　同じように顔面の骨の中に起っている病変を肺の臓病と決めて良いものか？

　位置的には、確かに鼻の病気の一種として見る事ができる。だがその治療法の上では督脈（上星や神庭）と陽明経の関係は無視する事ができない。

　治療法については後述の「陽明経の意外な作用」（p.212）として述べるが、理論的には、現代医学的知識と、東洋医学的知識との間から生れた論理的な矛盾と見る事ができる。

　そのような考え方をすると、重要なヒントが一つ見えてくる。

　肺の病位でありながら、骨の中に病変が隠れているという事

は、先天の気、すなわち先天的な要因が大きく関っているというヒントである。

そのヒントを元に考えると、勿論腎の存在も無関係ではないが、腎の別便である心包と肺が共に関る病気であるという結論にたどり着く。

そう言えば副鼻腔炎は手術をしても再発し易い。その意味では先天的な要因に基づく肺の臓病であると解釈するのが、最も適切な見方ではないかというのが、筆者の得た結論である。

なお治療法については後述の「陽明経の意外な作用」を参照されたい。

味覚障害の治療法

　味が分らないという症状は、重い感冒の後などによく見られる。

　感覚障害の治療法の基本は、表裏の経の補瀉調整である。特に味覚障害の頻度は圧倒的に脾経虚証の患者に多い。したがってその治療法は、脾経の補法と胃経の瀉法という組み合せになる。

　実際の使用穴は脈を診ながら決めるが、例えば右太白穴の補法と同側豊隆穴の瀉法を行なう、というような形になる。

　このような治療法を6ヶ月〜1年位続ける事により回復できる。

　治療頻度は週に1回以上、治療穴はその都度、脈診によって確認する事が大切である。

嗅覚障害の治療法

　強い鎮咳剤などを服用する事により、嗅覚の障害を起す事が有る。

　嗅覚の障害は、そのほとんどが肺経虚証の患者に見られる。

　治療法はさほど難しくないが、治療期間が約半年〜１年位はかかる。

　具体的には、まず大腸経の瀉法を行なう。使用穴は合谷や温溜などである。左右どちらか、硬い方を選ぶと良い。

　続いて右の肺経を補うのである。使用穴は五行穴や孔最などである。

　つまり、肺経と大腸経に対して、表裏から補瀉を行なうのである。

　このような治療を週に１回以上くり返す事により、治療開始から約半年〜１年で、嗅覚が回復してくるのである。

圧迫骨折・尿管結石
激しい眩暈は
いずれも陰実症

　西洋医学的な病名は異るものの、鍼灸治療の上ではこの三つの病型には共通点が有る。

　脊椎の圧迫骨折は高齢者、特に女性に多く、動作の度に激痛を訴える。
　また尿管結石も身体の動かし方によって、激しい腹痛や腰痛を訴えるが、時間の経過と共に、痛みの部位が変化する特徴が有る。
　その他激しい眩暈も、陰経実症になっている例が少なくない。
　いずれも陰経実症になっているという意味では、治療法が共通なのである。
　その治療法は手足の陰経のどこかに、まず一本だけ瀉法の鍼を行ない、関連のある兪穴に補法を行なうという方法で解決できる。
　このような方法は、躯幹に正気を集めるという意味であり、激痛を緩解して治癒を早めるという好結果をもたらす事ができる。
　一般常識では「陰経は補うもの」とばかり思っている人が多

いが、それを行なうと悪化してしまうのが陰実症である。そのために陰経実症では、いわゆる本治法とは補瀉を逆にするのである。

　例えば普段脾経虚証の患者であれば、陰経実症になった時は右太白穴または商丘穴のどちらかに瀉法を行ない、左の脾兪には補法を行なうという方法で治療するのである。
　その他の証であっても、これと同様の考え方で行なえば良い。

　陰経実症の場合、決して陽経の瀉法を一緒に行なってはならない。もしも陰陽共に瀉せば、生命を縮める結果となるからである。
　陰経実症の治療では、普段何経の虚になっているのか？　その証を知っておく事は、何よりも大切である。補瀉を逆にする治療法だからである。

不妊の治療

　妊娠を望まれながらも、妊娠しにくい女性に対して「不妊症」と命名する事には問題が有る。子供ができるか否かはそれぞれの夫婦の運命的な要因に由来するので、それを女性の側の責任（原因）のような言い方をするのは一種のセクハラと言えなくもない。

　筆者の治療室では、施灸により子供を授かった例が有るのでそれをご紹介しよう。

　まずA子さんは小柄な身体で、一見「出産ができるのか？」と思えるような身体つきであったが、この人は素因症が肺虚症であったから、左の肺兪に7壮ずつ施灸を続けたところ、半年後に妊娠が確認され、元気な男の子を出産している。

　またB子さんは平均よりはかなり肥満型の身体つきをしているし、夫もかなりの肥満型であるが、夫婦共々治療を続けて、やはり半年後に妊娠が確認され、無事に男子を出産している。B子さんに使用した穴は左腎兪であり、夫の方ははりの治療で脾経虚証の治療を行なっただけである。

　またC子さんは中肉中背と言える身体をしているが、この人

は左厥陰兪の施灸を続け、一年後に妊娠が確認され、無事に女子を出産している。

　いずれも使用したのは台座灸であり、1回に7壮から9壮の数を用いている。治療頻度は週に2回程度である。

　以上の三例のように、妊娠を望む女性には、背部兪穴の施灸が効果的である。

　つまり不妊というのは女性の身体が陽虚症になっているという事であり、治療法としては、背部兪穴に施灸を続けるのが最も妊娠し易くなるという経験を、筆者はこの他にも、多数経験している。

　なお背部兪穴の選穴は一般の陽虚症と同じく、その人の持つ素因症（陰虚症）に合った穴を使用するのが最も良い。

陽明経の
意外な作用

　昔から「面目は合谷に取り、肚腹は三里に治む」などと言われているように、陽明経の作用は、顔や腹部にまで及ぶものと考えられている。

　陽明経は陽経の一部とは言いながら、その流注部位は陰経と紛らわしい部位を走っている。したがってその作用は「裏」の部分に及ぶのは当然と言えるかも知れない。

　陽明経が他の陽経と異る最大の特徴は感覚器官の作用を調整できるという点に有る。

　太陽経と少陽経は「痛み」以外の苦痛を取り除く事は難しい。ところが、陽明経に五官の作用を整えたり、回復したりという作用が見られる。

　前述した味覚の消失や嗅覚の消失という症状の改善についても、陽明経の作用が重要な役割を果している。

　味覚と嗅覚ばかりでなく、視覚や聴覚についても陽明経は密接な関りを持っている。

　例えば突発性難聴などの際によく見られる「耳が塞った感じ」などの症状に対しても、胃経と大腸経の瀉法を左右に振り分け

て、対角線で用いる事により、耳の症状が改善される場合も有る。

　味覚や嗅覚の場合は、表裏の経に補瀉を振り分けて、つまり脾経を補って胃経を瀉すという方法と、肺経を補って大腸経を瀉すという方法が有効である。

　目や耳の感覚の障害は、より陽気の強い感覚であるため、手足の陽明経を組み合せて、共に用いる必要が有る訳なのである。

高齢者の治療は
陽虚症に準ずる

　例えば九十歳を超えたような高齢者は、特別な病気が無かったとしても、老化による体力の衰えは否定できない。

　特に女性の場合は遺尿が頻繁に起ったり、逆に便通がスムースでなくなる、といった症状は、その年頃なら誰にでも起り得る。

　そのような高齢者に対しては、手足の陰経を補う治療はむしろ有害である。

　たとえ病気が無くても、老化による体力の衰えは防ぎようがない。そのような高齢者に対して、手足に気を引いて散らすような事をしてはならない。

　勿論その陰虚による証を正しく捉えておく必要はあるが、治療は躯幹穴の補法を中心に行ない、消化能力や排泄の機能を正常に保つ必要が有る。

　老化は病気ではないが、体力の衰えという意味では、その治療法は陽虚症と同じである。

　躯幹穴を中心に補い、あるいは背部や腹部の軽擦法なども喜ばれる。

　とにかく躯幹に正気を集める事が大切である。

術後のケアーには
灸が良い

　例えば癌の切除術などの西洋医学的な治療の後で、回復を早めたり、あるいは癒着や再発、腸閉塞などの弊害を防ぐ意味で、背部兪穴の施灸を行なうと非常に効果的である。

　何度も言っているように、術後のケアーにおいても、その人その人の素因証に従って治療穴を選ぶべきである。
　ここで誤って病名に従って取穴しても、病気は治せない。その患者に特有の素因証を知って、その素因証に基づいた取穴を行なえば当初の目的を達成する事はできる。

　鍼灸医学の対象は決して病気そのものではない。あくまでも正しい経脈の調整を行なう事により、患者自身の持つ体力を強めて、その体力によって病気を治していく治療法なのである。

本治法の穴が
どうしても見つからない場合

　一方の手で脈を診ながら、もう一方の手で陰経の穴を探す場合に、どうしても適切な補うべき穴が見つからない場合の対処法について述べる。

　陰経の穴が見つからない場合の可能性としては二つの場合が有り得る。

　一つは抑える穴の方向が逆である場合、つまり陰実証になっている場合だが、そのような場合は、例えば血圧が異常に高いとか、激しい腹痛が有るなど、症状を見ただけで分る場合が多い。したがって隠れた陰実症という可能性は少ない。

　もう一つは隠れた陽実証である。

　たとえ患者が訴えていなくても、実際には陽実症になっている場合が有る。そのような場合は、先に陽経の穴を探してみるとすぐに見つかるので、先に陽経の処置を行なってから陰経の穴を探すと、今度はすぐに見つかるものである。

　隠れた陽実症の例としては、例えば習慣的な頭痛や肩こり、あるいは腰痛などが有る。

　患者にとっては苦痛に慣れているために、特別訴える事はな

くても、身体の方は明らかな陽実症になっているという場合が
有る。

　そのような場合に、脈は嘘をつかないので、先に陽実の処置
を行なわないと、陰虚症の脈にならないのである。

　そういう事も有るので、どうしても陰経に本治法の穴が見つ
からない場合は、先に陽実症の処置を行なうべきなのである。

圧痛点は有れども
その附近に治療点が
見つからない場合

　圧痛点はすぐに見つかっても、それに対する治療点が仲々見つからない場合がよく有る。すなわち圧痛部位の近くに胃の気を強める穴が見つからない時にどうするかという問題である。

　このようなタイプはH型の変形であり、圧痛点の有る足または手以外の三肢に治療点が有る。

　例えば右足の丘墟穴に圧痛が有ったとしても、その附近には胃の気を強める穴が見つからないという場合、同側の三焦経、または反対側の陽明経に治療点が有る。

　このような現象が起る理由は、肩関節附近の交会穴の存在に有る。

　肩関節の附近には8ヶ所の交会穴が有り、督脈と帯脈を除くほとんどの陽経の枝が来ている。これらの陽経脈の枝の流れが、離れた所の痛みを治す役割を果しているのである。8ヶ所の交会穴とは次の通りである。

①臂臑　＝　手足太陽、陽維の会。（手陽明の絡）

②肩髃　＝　手陽明、足少陽、陽蹻の会。

③巨骨　＝　手陽明、陽蹻の会。

④臑俞　＝　手太陽、陽維、陽蹻の会。

⑤秉風　＝　手足少陽、手陽明、手太陽の会。

⑥肩井　＝　手足少陽、足陽明、陽維の会。

⑦臑会　＝　手少陽、陽維の会。

⑧天髎　＝　手足少陽、陽維の会。

《鍼灸聚英》より

病名治療は
誤治の元

　病名治療というのは西洋医学的な治療法を行なうための基準であって、鍼灸治療を行なうための基準ではない。もしも病名に従って治療穴を選んだとすると、場合によっては重大な誤治を犯してしまう事も有り得る。

　これまで何度も述べてきたように、鍼灸の治療体系は病名治療ではなく、調整治療である。経脈の強弱(虚実)をよく観察して、虚している経脈に補法を行ない、実している経脈には瀉法を行なう。そのようにして全身の経脈の流れを平均化してやると健康な状態を取り戻す事ができる。それが鍼灸医学なのである。

　経脈の虚実を観察する根拠として陰陽論を用いるのである。

　陰陽論は複雑な生命活動を容易に捉えるための手段として大変都合の良い、便利な論法なのである。

　参考資料として次のページに三つの医学の比較を紹介する。

三つの医学
西洋医学 …………………………… 病名治療 　　　　（攻撃的・排除的な治療が主である。） 漢方医学 …………………………… 症状治療 　　　　（古方派は攻撃的、後世派は庇護的・補的な 　　　　治療を行なう。） 鍼灸医学 …………………………… 生命力の調整 　　　　（病そのものを治療対象としない。） 　　　　主に鍼は気に作用し、灸は血に作用する。

病について
病 ………… 「気を病む」の「病む」が語源。 　　　　主語はあくまでも「気」である。 　　　　病について勉強するのは西洋医学だけ。 　　　　東洋医学は「気」について勉強する。 　　　　「未病を治す」は「気を治む」という意味。

東洋医学三つの長所

　最後に確認の意味で、改めて西洋医学とは異る東洋医学の長所について述べることにしよう。

　まず歌を三首紹介する。

　　（1）病巣を　摘っても病の気は残る

　　　　　　邪気が去らねば　病治らず

　　（2）この病　悪くなるのか治るのか

　　　　　　月日の流れ　知れば明らか

　　（3）移り行く　病の変化　予測して

　　　　　　進行防ぐ　手段選択

　言うまでもなく（1）は病位についての考え方を詠んだものであり、（2）は予後判定の方法を詠んだものである。また（3）は伝変について詠んだものである。

　まず病位については例えば手術の後にその附近の癒着が起ったりする場合が有る。それは病の元（邪気）が残っている証拠であり、その邪気を取り除かなければ、病気が治ったとは言えないのが、東洋医学の考え方である。

　なお、手術療法の後、結果が良くなる場合も有るので、そのような場合についても説明しておく。

　例えば胃潰瘍で胃の摘出手術を受けた後、体調が良くなったという例も少なくない。そのような例は病位が浅い所に伝変して苦痛が軽くなったものと考える事ができる。

　次は月日の流れと病の予後について説明をしよう。

　例えば脾土の病を持っている人の場合、甲と乙の時期には悪化するが、丙と丁の時期が回ってくると相生的な時期となるので、脾土の病は治り易くなる。また季節では夏になるとやはり治り易くなる。そのような関係は別の病位であっても同様で、相生の時期には治り易く、相剋の時期には悪化し易いという意味は同じである。

　このように病位と月日の流れとの関係を照合してみると、予後判定は勿論、治療方針においてもそれを立て易くなるのである。

　次に（3）については本文中の「予後判定について」(p.40) 中でも述べたが、病位が変化する点を別の病気とは見ないで「病の流れ」として捉えるのが西洋医学とは異る考え方である。

　病の時間的な流れと病位の変化を「伝変」と言うが、それには五行的な伝変と三焦の高さが変化する伝変との二通りが有る。

　五行的な伝変には相生伝変と相剋伝変の二通りが有る。相生伝変は予後良好の伝変であり、相剋伝変は予後不良の伝わり方とされている。

また三焦の高さが変化する伝変は癌の進行等に見られる伝変であり、上中下の三焦がすべて犯されると、どんな治療法を施しても生命を助ける事はできない。

ここまで述べてきたような長所は、東洋医学の考え方が常に「生命力の強さ 対 病」という捉え方を外さない点に有る。

つまり西洋医学は病そのものを取り除く事を目的としているが、東洋医学の考え方は生命力の強さと病との関係を捉えようとする点が大きく異る違いである。

本文中の「総論」で述べた気血や営衛等のバランスを知ろうとする見方を西洋医学的な用語で言うならば「免疫力の作用」と見る事ができるのではないかと思う。

あとがき

　何十年経験しても、鍼灸医学には学ぶ事が多い。「一生使える」と名付けたのはそういう意味である。

　経験の少ない人にとって、本書の内容は「難しい」と感じる所が有るかも知れない。けれども、そう思うのは「いずれ分る時が来る」前触れでもある。だから今は分らなくても決してあせる必要はない。

　鍼灸医学は理論ばかりでなく「技_{わざ}」が必要である事は言うまでもない。技は臨床経験を積み重ねる事によって自然に身に付くものである。

　理論だけでなく、技も同時に伝えてこそ真の「伝統医学」と言えるものではないかと思う。

　古典の中には必ずしも論理的に充分ではないと思われる部分も含まれている。けれども、それは「技」を伝えようとする事が第一義であったためと考えられる証拠でもある。その点を本書では読者が理解し易くするために、すべて陰陽論で解釈できるような内容に整理したつもりである。

世間には症状が現れている部位にのみ鍼や灸を行なって満足している鍼灸師も少なくない。けれどもそれは素人と同じ発想であり、プロとして決して誇れる事ではない。

鍼灸の価値は四診法や脈診等により生命力の強さを知って、病気を排除できる力を増してやろうとする処に有る。

そのためには症状を追いかけるのではなく、常に生命体のバランスを整えて、回復力を強めてやるように心掛けておくべきである。

一人でも多くの鍼灸師がそのような技を身に付けて、成功者となるように願ってやまない。そのために本書がいささかでもお役に立つなら幸いである。

なお、本書の完成に当り、清風社の真名子様はじめ、杉塾の和野様・細沼様等の方々より多大のご協力を賜りました事を厚く御礼申し上げる次第です。

筆者記す

著者プロフィール

杉山　勲 (すぎやま　いさお)

昭和 20 年茨城県生れ。同 42 年はり灸師免許取得。臨床の傍ら、古
典の研究一筋に現在に至る。

平成 23 年米ジェームズ大学より「名誉東洋医学博士号」を授与される。

常に「痛くない鍼で最小の刺激量」を信条としている。

著書に『鍼術速成講座』他、2 冊 (緑書房)

　　　『わかりやすい難経の臨床解説』(緑書房)

　　　『はり灸治療の手引き』(源草社)

　　　『鍼灸院の患者が増える 即効・陽経治療』(源草社)

　　　『鍼灸いろは経 総論』(源草社)

　　　『鍼灸いろは経 各論』(源草社) がある。

一生使える 鍼灸ノート

2022 年 6 月 20 日　第一刷発行
2024 年 4 月 20 日　第三刷発行

著　者　杉山　勲
発行人　吉田幹治
発行所　有限会社 源草社

東京都千代田区神田神保町 1-64 神保町ビル 301　〒 101-0051
TEL：03-5282-3540　FAX：03-5282-3541
URL：http://gensosha.net/　e-mail：info@gensosha.net

装丁：岩田菜穂子　　印刷：富士リプロ株式会社
乱丁・落丁本はお取り替えいたします。

©Isao Sugiyama, 2022 Printed in Japan ISBN978-4-907892-36-4　C3047

増補改訂
わかりやすい 難経の臨床解説　上 / 下

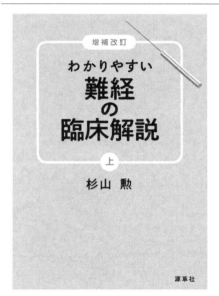
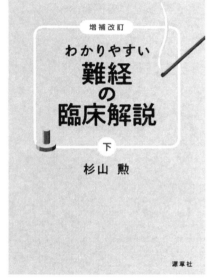

きわめて重要ながら、きわめて難解な古典『難経 (なんぎょう)』。
本書は、誰にでもわかる『難経』の解説書！

◉ 1991 年刊行で現在は絶版となっている『わかりやすい 難経の臨床解説』を
再構築。新たな章を加えて上・下に分冊しまとめ上げた。
随所に著者の臨床経験に基づく詳細な解説を施す。
『難経』の解説本は多いが、これほど深く追求したものは他にはない。
自信をもって言える著者畢生の名作！
新たな書き下ろし──
「終章─これからの課題／『難経・七難』の謎を解く」は必読！！

上／ A5 判 200 頁 本体 3,000 円 ＋税　　　**下／ A5 判 242 頁 本体 3,000 円** ＋税

鍼灸いろは経

達人になるための 100 のアプローチ！ 鍼灸臨床のノウハウを「いろは歌」の順に紹介。「総論」「各論」で合せて百通り余。

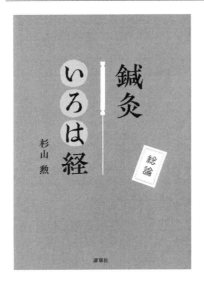

鍼灸いろは経　総論

　知らないと損をする、治療のノウハウがぎっしり！
　鍼灸師にとって座右の書となること間違いなし。

　い　痛みの治療をまず覚える
　ろ　六十九難は治療に非ず
　は　繁栄の鍵は陽経に在り
　に　二重構造に騙されてはいけない
　　　〜

杉山勲著　2012 年 11 月発行
A5 判並製　168 頁　本体：2,000 円＋税
ISBN978-4-906668-93-9　C3047

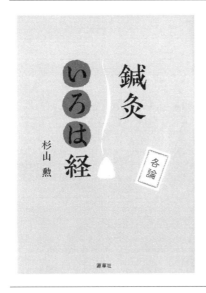

鍼灸いろは経　各論

　臨床の合間にちょっと一読。
　どこから読んでも良い。
　開いたそのページに、治療のヒントがぎっしり！

　い　痛みの治療法
　ろ　六陽経の鑑別
　は　半身辛きはまず胆経
　に　任脈・督脈の使い
　　　〜

杉山勲著　2012 年 11 月発行
A5 判並製　168 頁　本体：2,000 円＋税
ISBN978-4-906668-94-6　C3047